自律神経もととのう

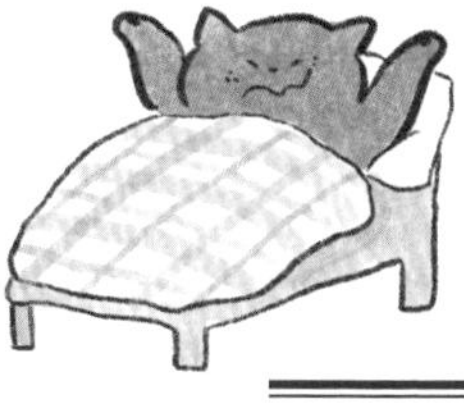

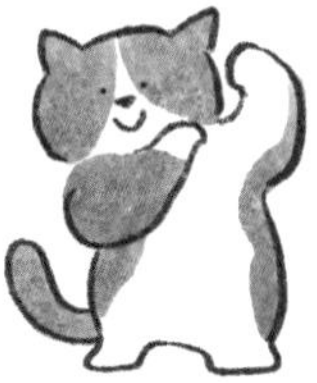

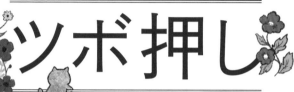

漢方ツボ押し大全

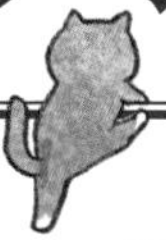

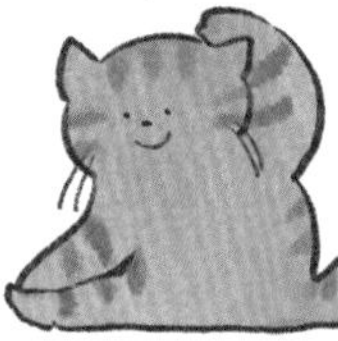

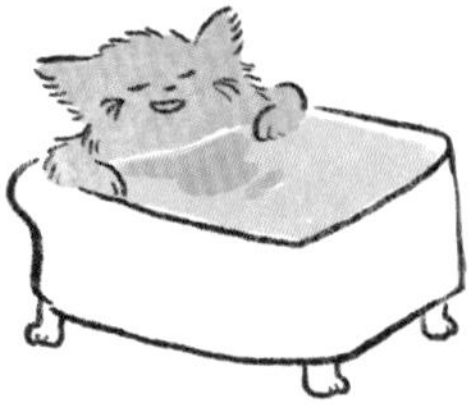

櫻井大典・中神洋和

KAWA

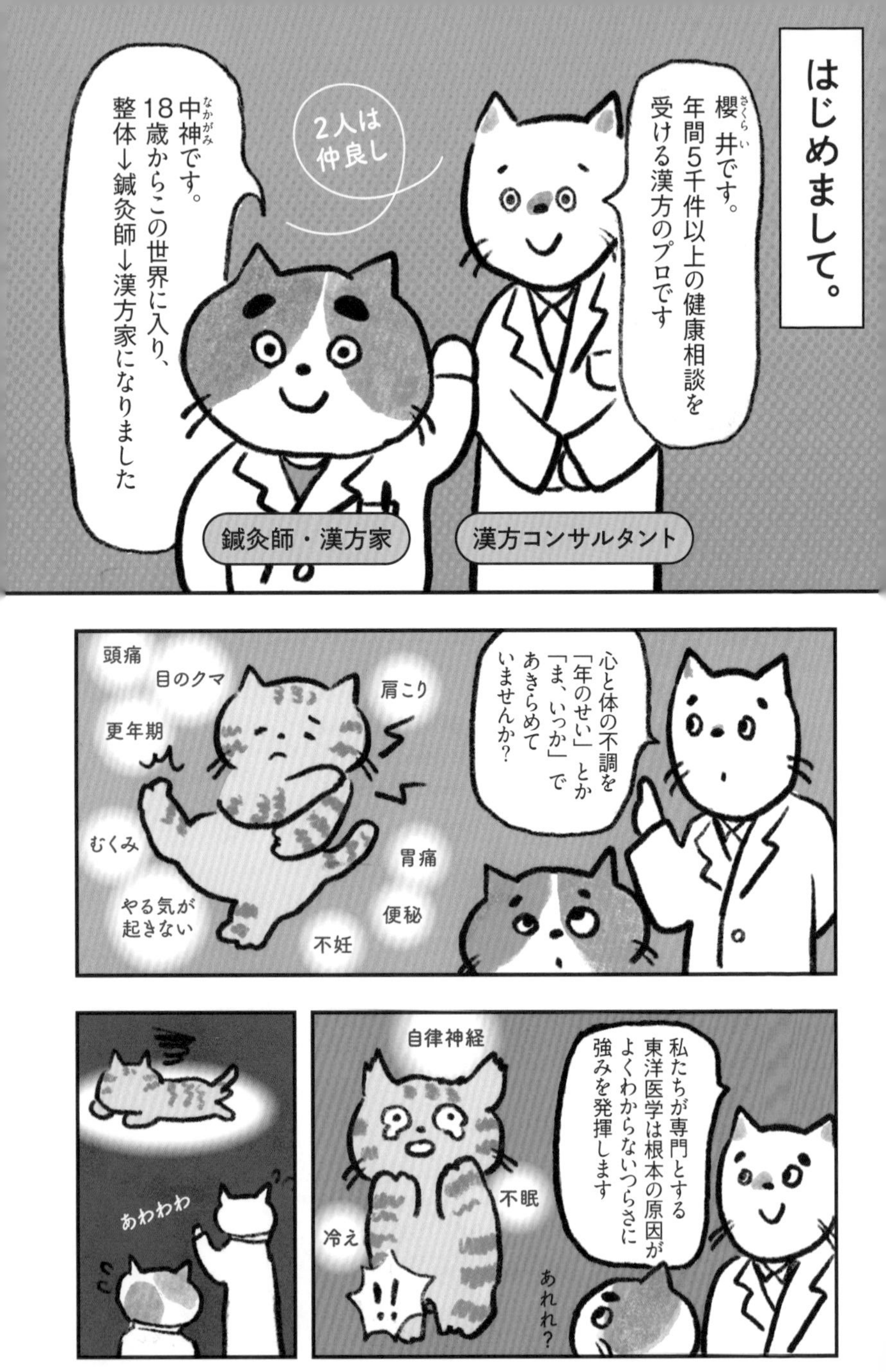

はじめまして。
櫻《さくら》井《い》です。
年間5千件以上の健康相談を受ける漢方のプロです
2人は仲良し
中神《なかがみ》です。
18歳からこの世界に入り、
整体↓鍼灸師↓漢方家になりました
漢方コンサルタント
鍼灸師・漢方家
心と体の不調を「年のせい」とか「ま、いっか」であきらめていませんか?
肩こり
頭痛
目のクマ
更年期
むくみ
胃痛
便秘
やる気が起きない
不妊
私たちが専門とする東洋医学は根本の原因がよくわからないつらさに強みを発揮します
自律神経
不眠
冷え
!!
あれれ?
あわわわ

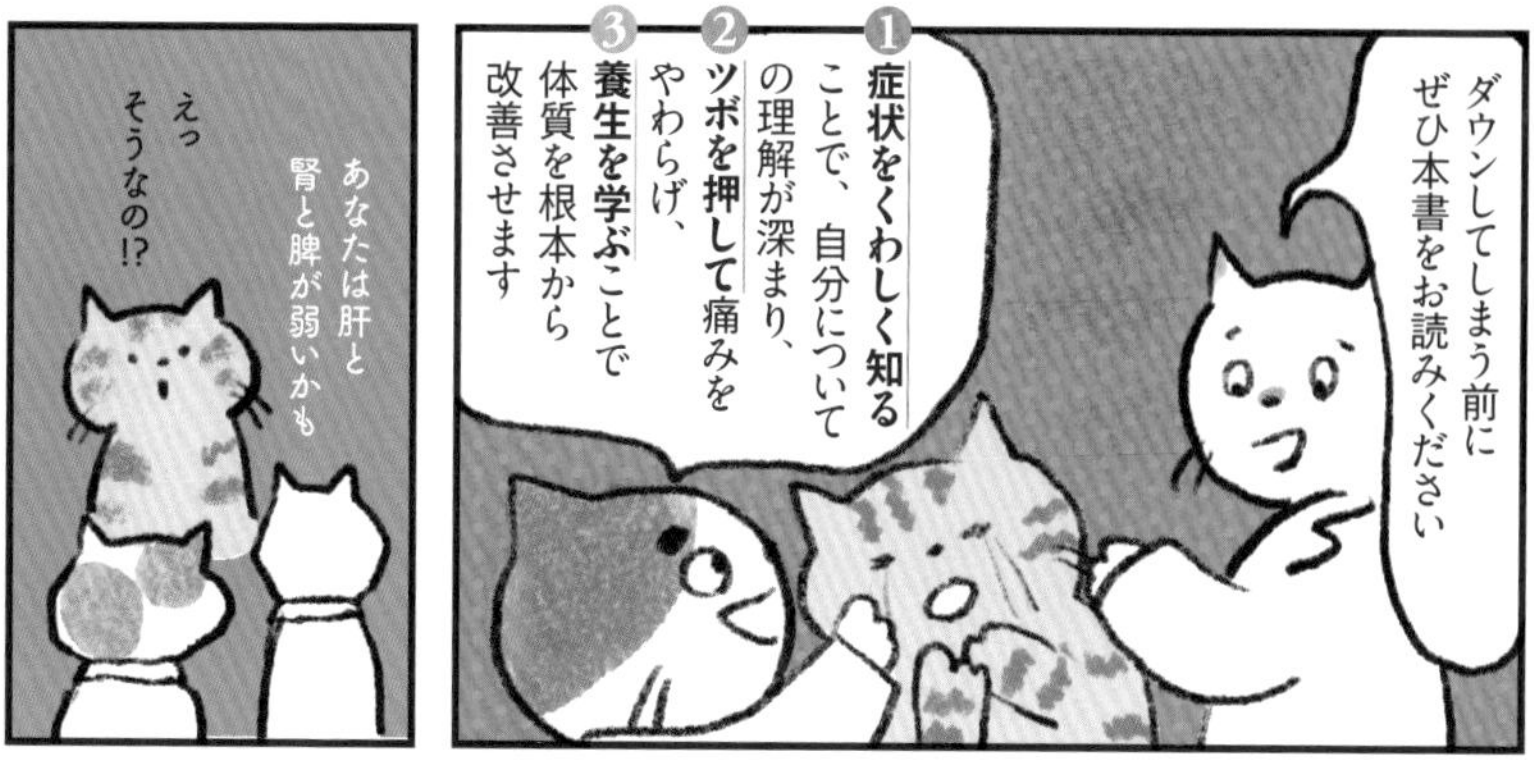

本書の読み方

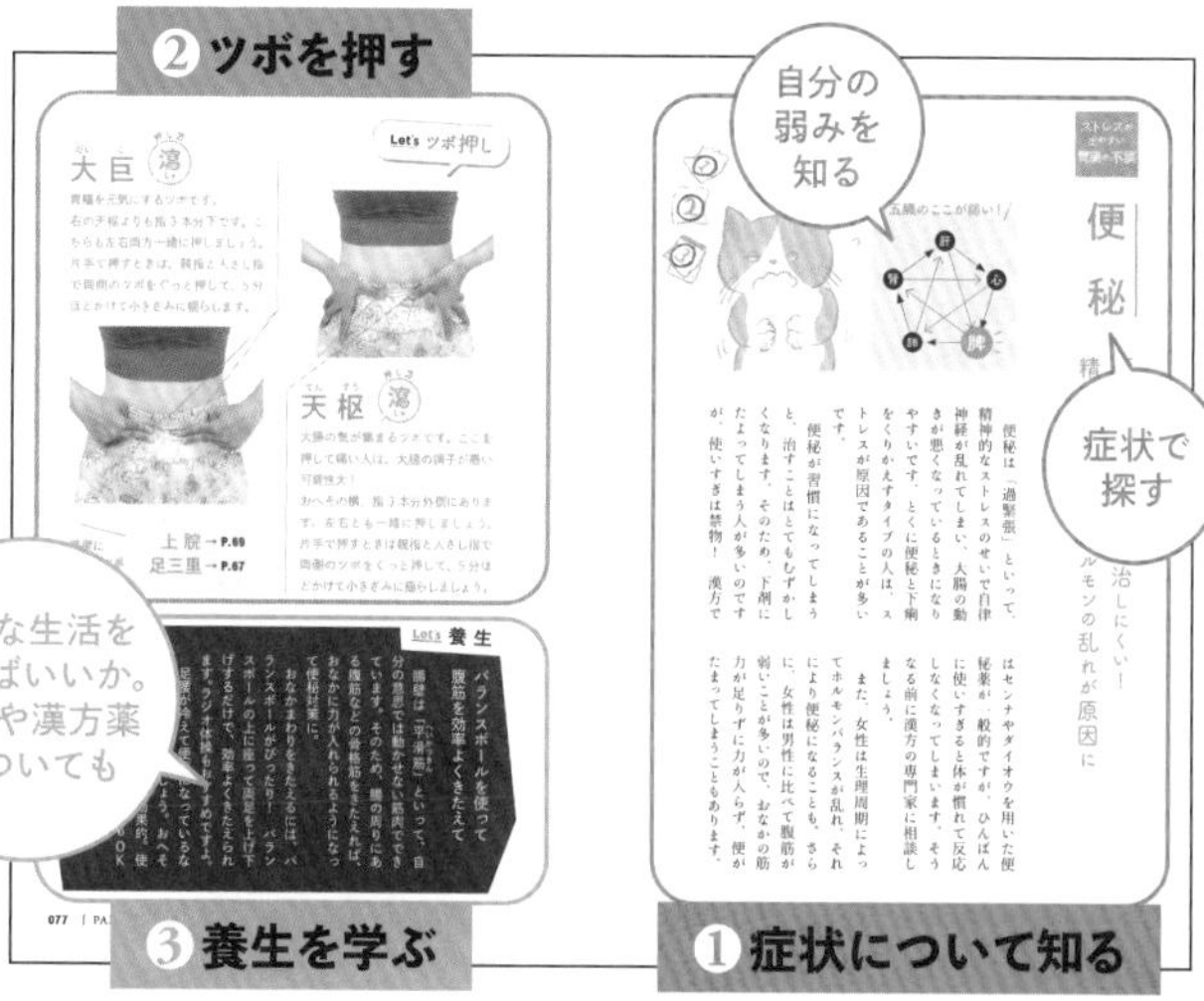

くわしくはP19「本書の読み方」をご覧ください

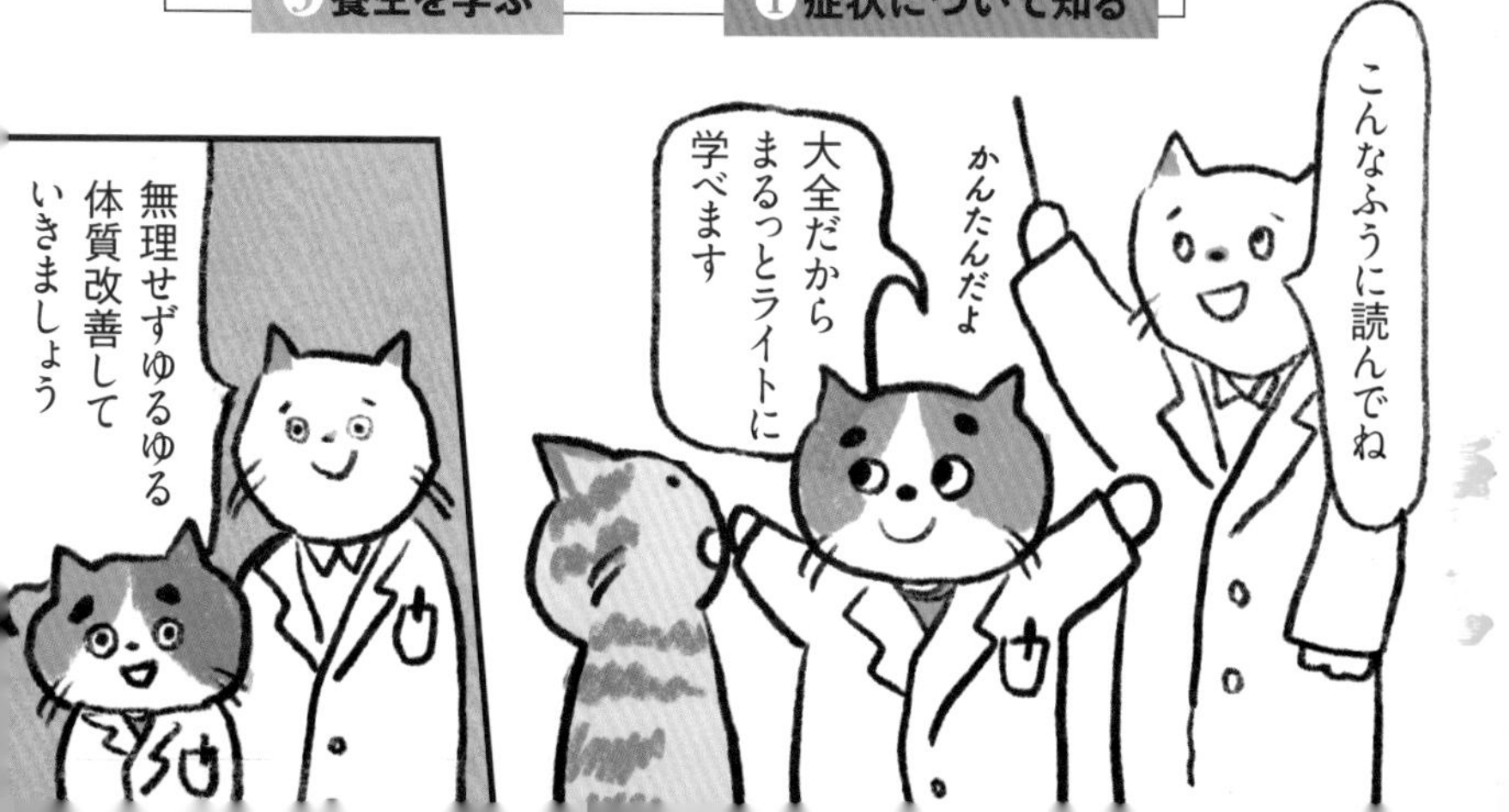

はじめに

「ぐっすり寝たはずなのに、ぜんぜん疲れが取れない」

「食欲がなく、すぐ胃が重くなるのはなぜ?」

「おなかが張りやすく、なかなか便秘が治らない」

「一定の周期で頭痛があってしんどい」

「のぼせやほてりがあるけど、もしかして更年期?」

「生理痛やPMSは治らないとあきらめています」

「イライラしやすくて、集中力が続かない!」


みなさんは、このような「病院に行くほどではなさそうだけれど、なんとなく不調」をかかえていませんか？　毎日でなくとも、季節の変わり目やストレスがたまったときに不調が出るかたもいるのではないでしょうか。

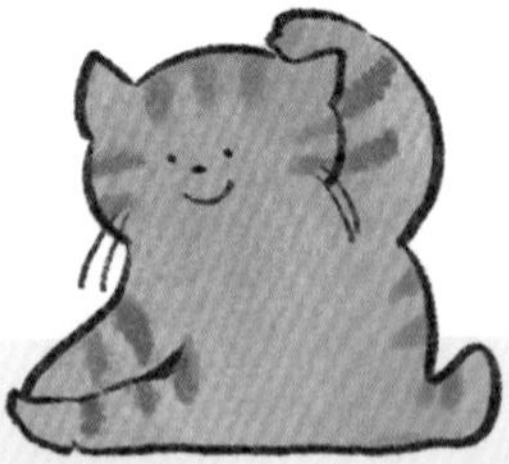

不調を放置せず、健康になるためにツボ押しと養生を使おう！

はじめまして。この本は、漢方コンサルタントの櫻井《さくらい》大典《だいすけ》と、鍼灸師《しんきゅうし》である中神《なかがみ》洋和《ひろかず》が、これまで培ってきた漢方やツボ、養生《ようじょう》（P・35）などの知識を総動員させてつくった「面倒くさがりでも楽しく続けることで体の不調をととのえる大全」です。

冒頭にあげたような「なんとなく不調」といった症状は、つい後回しにしがちです。でも、続くと地味につらいですし、悪化すると大きな病気につながることもあるので、健康のために早めに対処したほうがよいと考えています。

それらの痛みや違和感などの症状を緩和するには、ツボ押しや養生を「続けること」が基本です。でも、続けることってむずかしい。続けようと頑張って無理すればするほど、嫌々やっていることなので続きません。私（櫻井）自身、面倒くさがりなところがあるので気持ちはよくわかります（笑）。

でも、ひとつでも「これなら簡単そう」と試しやすいものがあると続けやすいものです。人によっては「10分早く寝る」ことが楽なこともあれば、「水分をこまめにとる」ことが試しやすいこともあるでしょう。だから**漢方の知識も、養生の教えも、効果的なツボも、ちょっとした小ネタも、全部をまるっと詰めこんだ「大全」にしました。**

「この一冊が家にあれば、たいていの不調には対処でき、健康になれる！」。そんな本をめざして、私たちのところに相談にいらっしゃるかたのなかでも、とくに多いお悩みや症状をまとめています。

病気になってから治療する西洋医学と未病《みびょう》を治す東洋医学、それぞれの特徴

私たちは長い間、東洋医学を学んできましたが、多くのかたにとってなじみがあるのは西洋医学だと思います。西洋医学と東洋医学には、それぞれ特徴があります。

西洋医学が「病気になってから治療する」のに対して、東洋医学は「病気にならないように予防する」医学です。

たとえて言うならば、雨が降ったときに「どうしたら雨を止められるか」を考えるのが西洋医学で、雨を止めるのではなく「雨が降っているならどう過ごせばいいか」を考えるのが

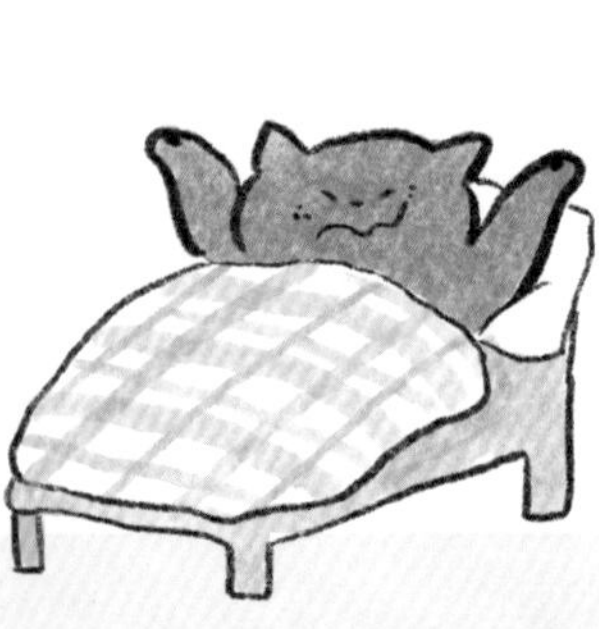

ます。

東洋医学ですね。前者は科学的な手法を得意とし、後者は自然哲学的な発想を得意としています。

病気になったとき、西洋医学の病院では手術や投薬などによって、病巣を取りのぞくことで症状を改善・緩和させようとします。やや強引ではありますが、手っ取り早い方法でもあるので、西洋医学の治療が必要なケースも多々あります。

いっぽう、東洋医学には「未病」という考え方があります。これは原因のわからないものや、病気にまでは至っていない不調のこと。東洋医学では、ツボ押しや鍼灸、養生、漢方薬などを通して、病気になる一歩手前の未病を改善するようにサポートします。そして病気になった際は、ただ病巣を取りのぞくのではなく、体がみずから治そうとする力を助けることで治療していく、というアプローチをとります。

また、西洋医学では、データに適合しない症状は「例外」として切り捨てがちです。たとえば、ヘビースモーカーでも肺がんにならない人はいますよね。西洋医学ではそれは例外にあたるので説明がつきませんが、東洋医学では「個々で違っていて当たり前」と考えます。この「個々の違い」というのは体の違いだけでなく、食生活や生活習慣、住んでいる地域、体形など、さまざまな違いをさします。東洋医学は、人それぞれを同一として考えることがないのです。

それから、西洋医学では体の症状をみる医師と心の症状をみる医師はわかれていますが、東洋医学では心も体も同じもので、すべてあわせたバランスをみていくのも特徴のひとつです。

このような違いはありますが、**東洋医学を学んできた私たちでも「西洋医学と東洋医学は両方知っておくといい」と考えています。**

西洋医学はメスなどを使って手術をおこない、体内をダイレクトに治療できるのが強みですし、即効性の高い薬もたくさんあります。とくにホルモン剤などは、東洋医学で使う漢方薬に比べてずっと強いので、強い薬が必要なかたには効果的でしょう。

いっぽう、東洋医学は現代では体を切ることはほぼしませんが、症状をもとに体内のどこに異常があるかを推察し、根本的な治療をするのに向いています。また、漢方薬はゆっくりじっくり効くものが多いぶん、体への負担が少ないのもメリットです。

西洋医学と東洋医学、どちらの考え方もとり入れながら、上手に活用していくのがよいと私たちは思っています。眠れないほどの痛みがあるならば、絶対に西洋医学の病院に行くべきだと思いますが、そうでなければ東洋医学の治療（鍼灸やツボ押し、漢方薬、養生）で体の内側から見直してもよいでしょう。

本書にある症状でお悩みのかたは、掲載したツボ押しと養生を試してみて、それでも治らなければ漢方にくわしい医師や漢方薬局・薬店に相談してみてくださいね。

なお、「東洋医学と漢方って同じもの？」ともよく聞かれます。

ざっくり言うと「東洋医学」という大きな傘の下に、中医学（正式名称は伝統中医学）も韓国の韓方もチベット医学もインドのアーユルヴェーダも、すべてが入っています。「漢方」は昔、中国から伝えられた中医学が日本独自に発展したものをさすので、中医学の〝いとこ〟のような感じですね（笑）。

明治時代に西洋医学が主流となった時期もありますが、東洋医学の未病を防ぐという考え方が再評価され、現在に至っています。なお、本書では本来は「中医学」とすべきところを、便宜上「東洋医学」としているところがあります。言葉の定義にかんしては、P・38をご覧ください。

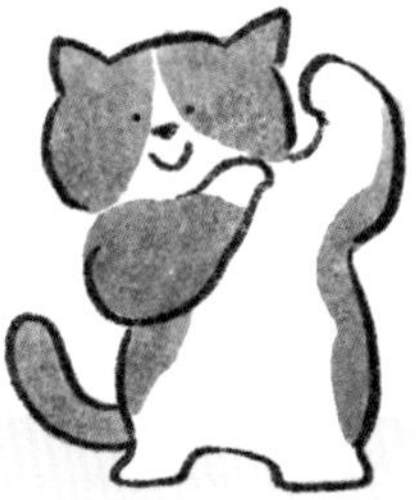

東洋医学の強みとは？　自律神経をととのえるのにも最適！

ここまで東洋医学の根本的な考え方について説明してきましたが、東洋医学には強みがあります。それは**「原因がよくわからないものを治し、未病を防ぐ」こと**です。

その典型的な例として、自律神経の不調があります。

自律神経は、脳から背骨を通って全身につながっている神経のこと。交感神経と副交感神経の2つがあり、それぞれがバランスをとり合いながら、内臓や血管などの働きを調節しています。

しかし、過度なストレスや過労、睡眠不足などから、自律神経（交感神経と副交感神経）のバランスが乱れ、めまいや耳鳴り、動悸《どうき》・息切れ、頭痛、冷え、のぼせ、慢性疲労、睡眠障害、食欲不振、不安感などの症状が出ることがあります。ざっくりいえば「これといった原因はわからないけれど、なんとなく不調」という状態です。

病院では「自律神経失調症」と伝えられることが多いのですが、西洋医学では原因を突き止めるのがむずかしく、根本的な解決につながらないことがほとんどです。血液検査や画像検査をしても何も出ないため、病気と診断されないこともあります。

でも、東洋医学はこのように原因がわからないものにアプローチするのが得意です。東洋医学においては自律神経が乱れる原因を、陰陽のバランスの乱れや、気の流れのとどこおり、五臓《ごぞう》（P・24）の「肝」の弱りなどと考えます。

例として、よくある自律神経失調症の症状を左ページに記しました。それぞれ、東洋医学の観点から「こういう原因では？」と考えられるコメントを入れましたので、参考にしてみてください。東洋医学の幅広さが伝わると思います。

【東洋医学（中医学）で考える、自律神経が乱れる代表的な原因】

動悸・息切れがする	→	血《けつ》の乱れにより、心・肺・肝に原因がある
汗をかきすぎる or 汗をかきにくい	→	毛穴のコントロール不調は、肺に原因がある
よくおなかが張っている	→	気の乱れによるものなので、肝・脾《ひ》に原因がある
便秘・下痢気味である	→	胃腸が弱っているので、脾に原因がある
めまいがする	→	元気がないことからきているので、脾・腎《じん》に原因がある
耳鳴りがする	→	興奮しすぎや加齢からきているので、肝・腎に原因がある
まぶしくて目がしょぼしょぼする	→	血の不足により、肝に原因がある
顔色が悪く、肌がくすみがち	→	気と血の吸収不良により、脾に原因がある
肌荒れがある	→	消化不良からきているので、脾に原因がある
いつも疲れていてダルい	→	元気が不足しているので、脾・肺・腎に原因がある
性機能の衰えを感じる	→	生殖器は腎がつかさどるので、腎に原因がある
よく眠れない or 眠りすぎる	→	精神が不安定な場合は肝・心、消化不良の場合は脾に原因がある
いつも不安感がある	→	消化不良や気血の乱れで精神のベースが弱くなるため、脾・肝・心に原因がある
イライラすることが多い	→	気の乱れにより、肝に原因がある
やる気が起きない	→	気の減少からの冷えにより、脾・肺に原因がある

ツボ押しや養生を通して自分で違和感を理解できるようになろう

これまで私（櫻井）は、養生の本をたくさん出してきました。健康な生活をおくるために、もちろん養生は必須《ひっす》ですが、養生を通して健康になるには時間も根気も必要です。

そこで、この本では養生しながら、今起きている症状を緩和させる手立てとして「ツボ押し」を入れることにしました。「今おなかが痛い」と困っているかたに「春菊を食べましょう」と言っても、そんな悠長なことを言われても……と思われますよね。今あるお悩みに、できるだけすぐに対処できるように、ぜひツボ押しも活用していただければと思います。

ツボに関しては、私（中神）が臨床で使ってきて、効果を実感したものばかりを紹介しています。実感にもとづくものなので一般的なツボ押し本に載っていないものもあるかもしれませんが、自信をもって「これは効く！」とおすすめできるものばかりです。ちなみに、X（旧Twitter）のフォロワーさんから反響が大きかったものも多いんですよ。

東洋医学は原則として「悪い症状は自分で理解できる」という考えです。

たとえば、おなかが痛くて下痢をしたときに、下痢をしたあとにスッキリしていれば「悪いものが出た」と感覚的にわかりますが、スッキリせずに痛みが続く場合は「悪いところがあるかも」「冷えたのかも」などと思いますよね。そんなふうに人はその症状が悪いものかどうかが感覚的にわかるものですが、現代は情報過多なので感覚をおろそかにしていることが多いのです。

私（櫻井）は相談にいらしたかた自身が「なんだかおかしい」「これはまずい」と気づけるように、「どこが、どんなふうに痛いのか」を自分で言葉にできるよう、トレーニングをうながしています。カウンセリングのときには「冷えている感じ？　それとも悪いものがある感じ？」などのヒントをあげて、自分の感覚を探る癖をつけてもらいます。

ツボ押しも養生も、内部点検のようなものです。押してみたり、動かしてみたりしてはじめて「ここが動いていないな」「ここがとどこおっているな」と気づくことができます。

自分で感覚的に「どこに問題があるのか」を探れるようになれば、自分のパターンがわかり、自分で調整できるようになります。本書がそのヒントになれば幸いです。

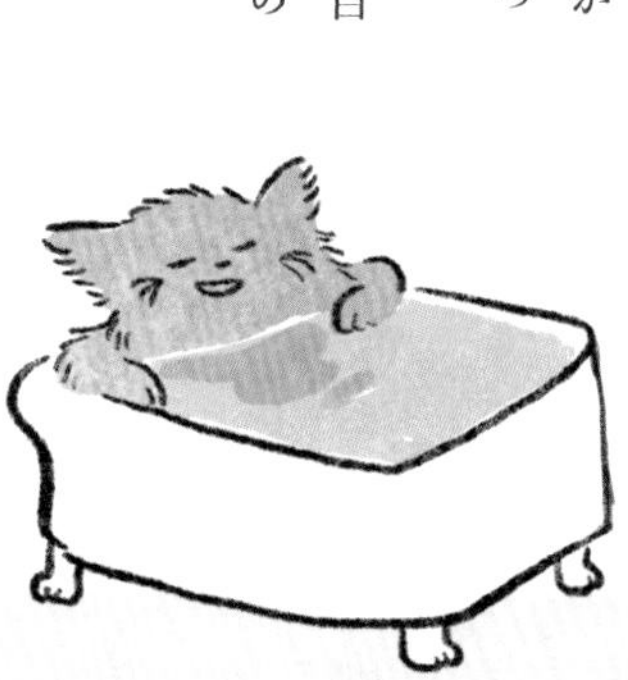

目次

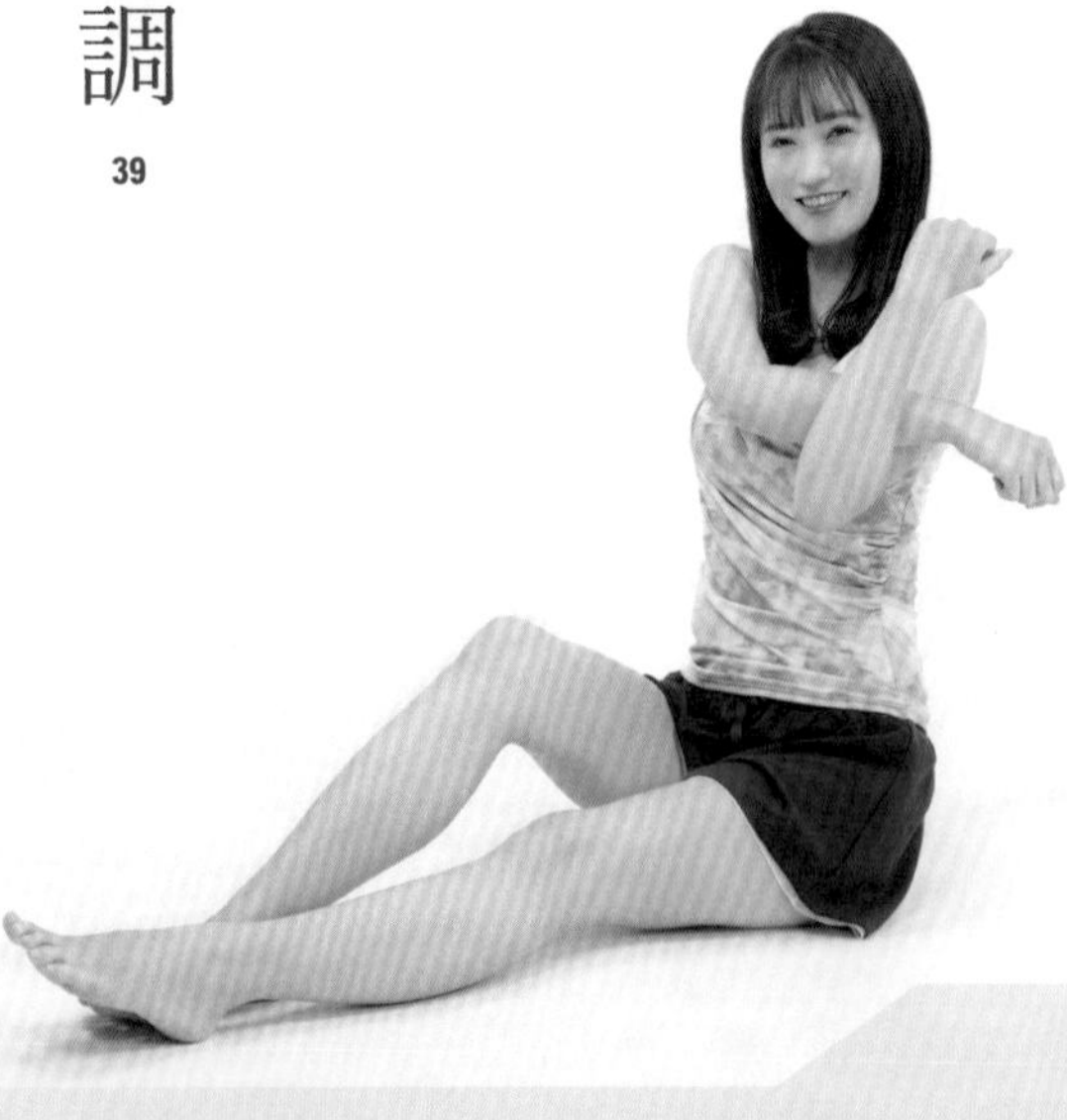

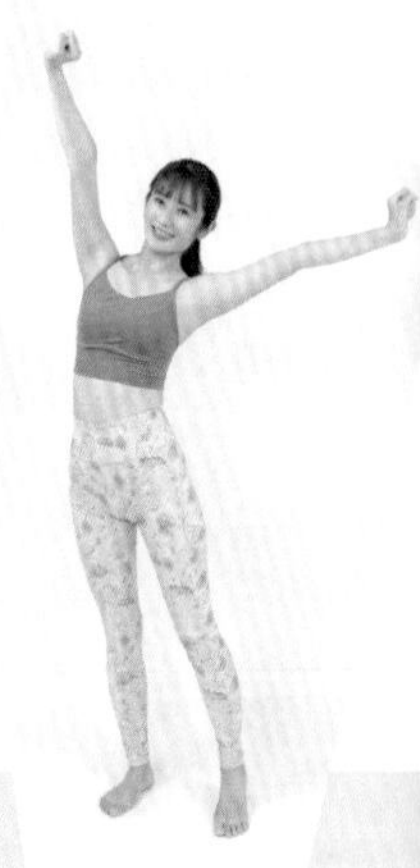

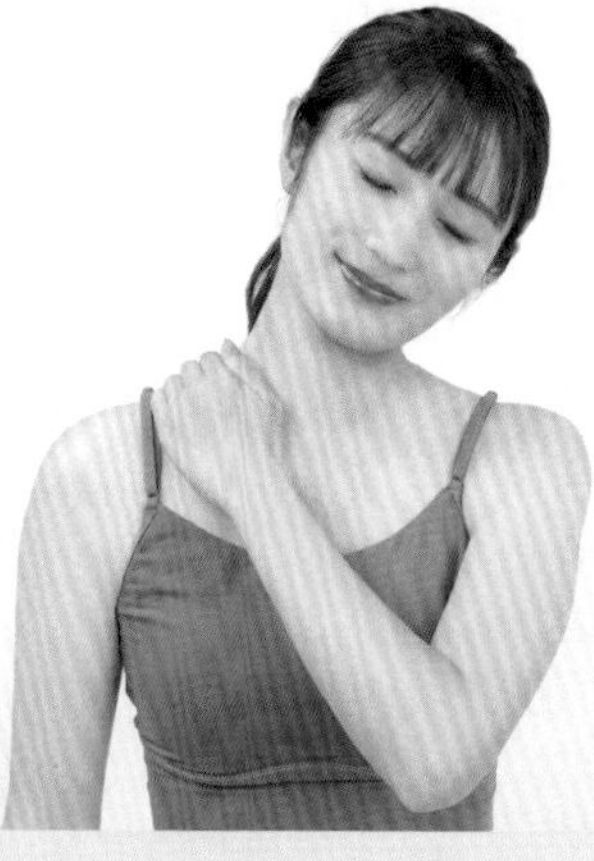

PART 4

お肌・アレルギーによる不調

PART 5

リラックスしにくい人へ

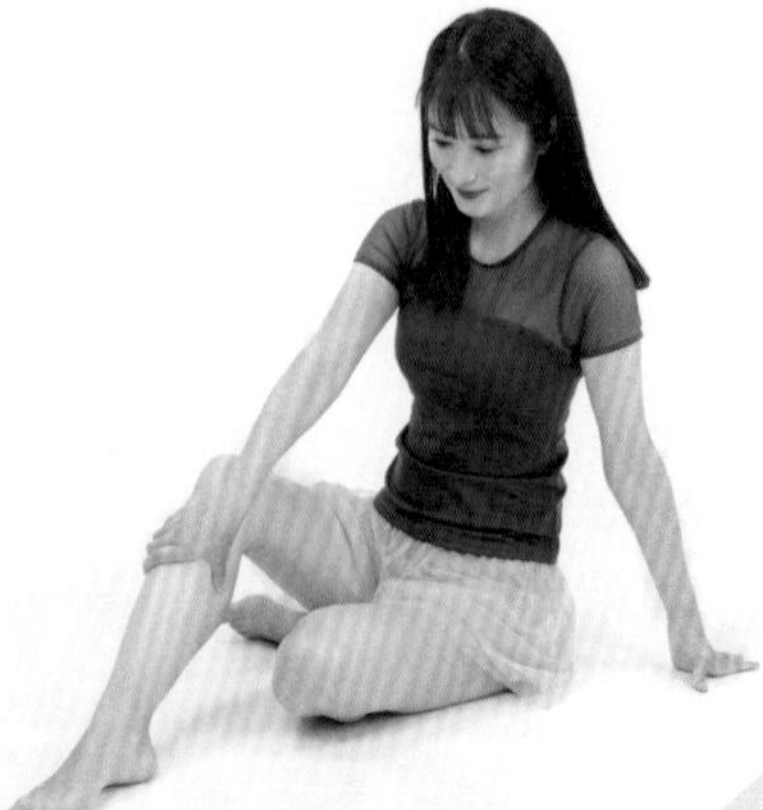

PART 6

メンタルのお悩み 155

PART 7

生活習慣と睡眠 175

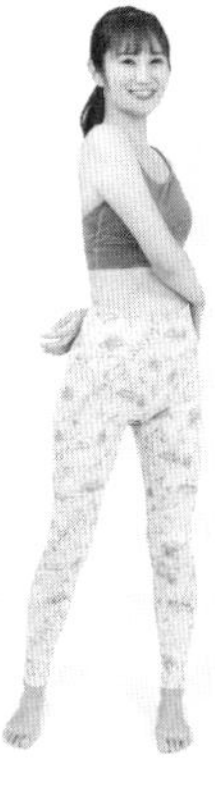

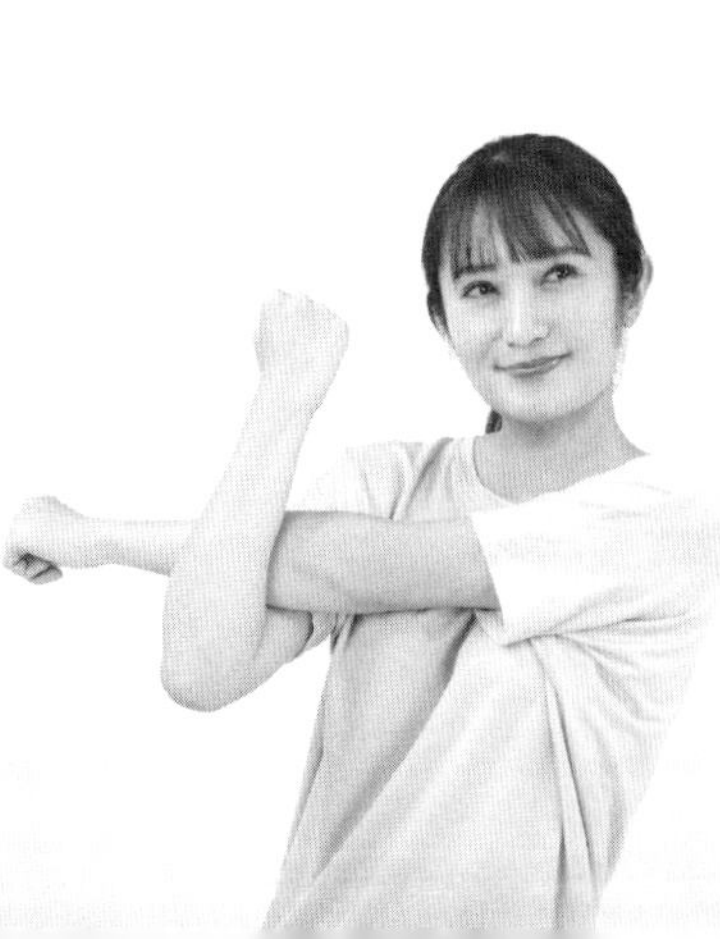

コラム

本書の読み方

漢方相談で多い症状をピックアップ！

症状緩和に役に立つツボと押し方がこちら

「五臓六腑《ごぞうろっぷ》（詳しくはP.24）」の中でどこが弱っているせいで、その症状が起きているかがわかるパート

ツボの押し方は「補」「瀉《しゃ》」「平《へい》」の3種類（詳しくはP.33）。症状によって押し方をチェンジ！

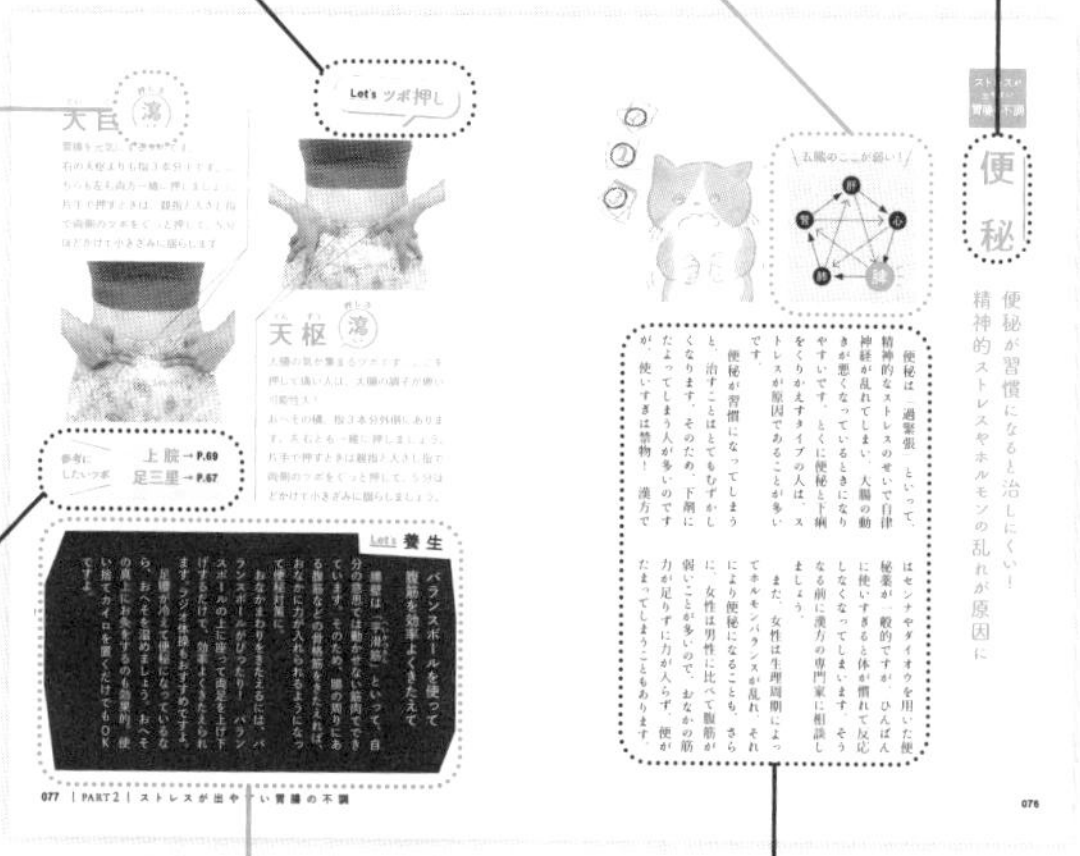

あわせて押すと、より効果的なツボがこちら

予防または緩和するための「養《よう》生《じょう》（詳しくはP.35）」のパート

東洋医学の観点から原因と対策を解説

〈STAFF〉
構成・編集／富永明子（サーズデイ）
装丁／榎本美香（pink vespa design）
イラスト／ももろ
モデル／宗田 淑（オスカープロモーション所属）
写真／深田卓馬
企画・編集／田島美絵子

衣装協力／チャコット・バランス
（問い合わせ：チャコット お客さま相談室 https://www.chacott-jp.com/faq/）

※本書に掲載している事例は、患者さんの許可を取った上で掲載しています。
※本書で紹介した漢方薬を服用する場合は、必ず漢方の知識を持った専門家（漢方相談を標榜している専門家）の指示に従ってください。また、医師の指示がある場合は、そちらを優先してください。

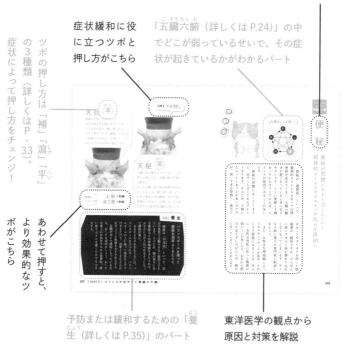

バランスが健康を左右する「陰と陽」の考え方

東洋医学（中医学）の中心には「陰陽論《いんようろん》」という中国の哲学があります。これは、この宇宙にあるすべてのものや事柄は「陰」と「陽」の2つに分けられるという考え方です。

〈陽〉

【代表されるもの】 昼間、男性、春・夏、天、晴れ、日向《ひなた》、火、表（おなか）

【性質】 活動的、明るい、にぎやか、上にあるもの、温かいもの、動きやすいもの

〈陰〉

【代表されるもの】 夜、女性、秋・冬、地、雨、日陰、水、裏（背中）

【性質】 静かなもの、冷たいもの、暗いもの、神聖的なもの、下にあるもの

一見すると陰はネガティブなものに感じられるかもしれませんが、陽がよくて陰が悪いという話ではありません。

陰と陽は互いに影響し合い、かかわりながら、常にバランスを取っています。男性は陽、女性は陰に分類されますが、人はだれしも起きて活動しているときは陽のエネルギーが活動し、寝ているあいだは陰のエネルギーが動いています。つまり、性別にかかわらず、すべての人が陰と陽をもっているのです（なかには、男性でも陰が強い人もいれば、女性でも陽が強い人もいます）。

陰陽のバランスが取れているときは心身ともに健康な状態にありますが、生活習慣などでバランスが乱れるとさまざまな影響が出ます。一般的に、春にしっかり発散ができていないと陰の気のほうが多くなり、落ちこみやすくなったり、冷えやすくなったり、眠りにくくなったりします。反対に、秋に発散しすぎると陽の気のほうが多くなり、集中力が低下したり、イライラしやすくなったり、ほてったりします。また、一日の中では、昼間にしっかり活動できれば陽の気を発散させられて夜は眠りやすくなりますが、昼間に十分に活動ができていないと陽の気が発散されず、元気がなくなったり、眠りにくくなったりします。

また「陰陽転化」といって、陰と陽のどちらかが一定の程度まできわまると、反対に転じる法則があります。落ちこんだとき、涙がかれるほど徹底的に泣きまくると、自然と元気が出てきて笑顔になれることってありますよね。そんなふうに、人の体はもちろん自然界にあるものはすべて、陰と陽のバランスは自然ととれるようにできているのです。

ときどき「陰と陽を知っておくことが、なんの役に立つの？」「そんな非科学的なことを信じるなんて」というかたがいますが、私たちは相談に来られたかたのお悩みを聞いたとき、常に陰と陽の視点をもって分析し、改善方法を考えています。

陰と陽とは、シーソーのような関係です。たとえば、食べすぎると胃がもたれて元気がなくなりますよね。それは食べもの（陰）が多くなると、体内の陽が自然と減り、それによって活力が低下するからです。こうして陰陽のバランスが崩れて、どちらかが上がれば（増えれば）、もう片方は下がり（減り）ます。また、食べすぎているわけでもないのに元気がなくなるなら、ほかに何らかの異常が起きて陰陽のバランスが崩れているので、その原因を探っていきます。そのように、不調の内容（性質や進行度など）を陰陽の観点から分析することで、なにを正すべきかが見えてくるのです。

陰陽論は何千年も前から脈々と受け継がれてきた考え方です。これまで、科学という目で世界を見てきた私たちに、もうひとつ別のものの見方を与えてくれます。

それに、陰と陽という、相反するものが同じところに存在するという考え方は、ときとして私たちの心を楽にもしてくれます。たとえば、昼間は明るくてにぎやかに過ごすのが好きでも、夜には静かでおだやかに過ごしたいと思うことはありますよね。そんなふうに、人間の性格や考え方はひとつではありません。陰陽論は「いろんな面や考え方があっていい」と、人の心がもつ多面性や複雑さを肯定してくれるのです。それによって、何事も白黒つける必要はないと学ぶことができるでしょう。

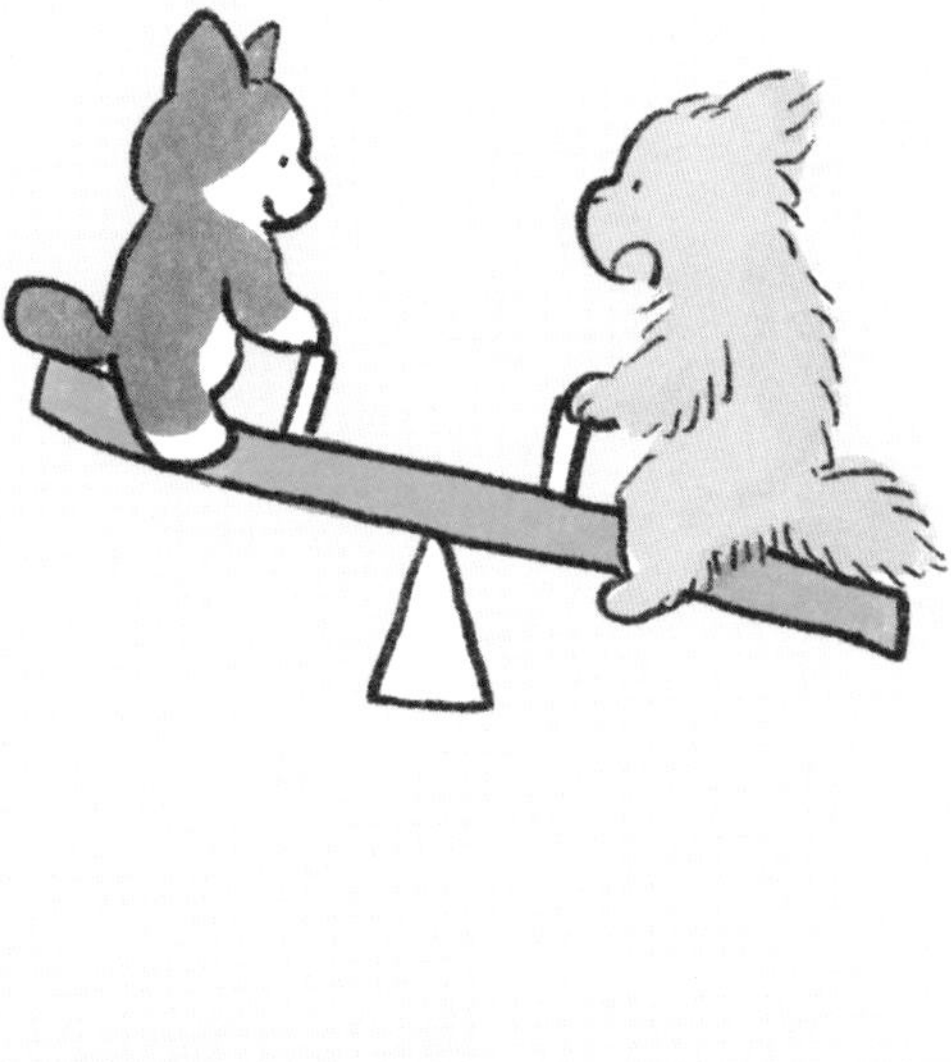

生きるために必要な機能を分類した体内にある「五臓《ごぞう》」とは

もうひとつ、おぼえていただきたい東洋医学（中医学）の概念があります。それは「五臓」というものです。「五臓六腑《ごぞうろっぷ》に染みわたる」という言葉に聞きなじみのあるかたは多いかもしれませんね。その「五臓」です。

五臓には「肝」「心《しん》」「脾《ひ》」「肺」「腎《じん》」の5つがあります。これだけ読むと「なんだ、肝臓とか腎臓とかの臓器のことか」と思うかもしれませんが、単純に臓器をさすだけではなく、私たちが生きるために必要な体内の働きや機能を5つに分類したものです。

たとえば、腎は腎臓そのものをさしますが、それ以外にも人の成長や発育、生殖にかかわる生命エネルギーをたくわえる役割をもっています。尿管や膀胱《ぼうこう》をコントロールする働きのほかにも、ホルモンの分泌や生殖器のコントロール、運動系の発達と維持など、その働きは多岐にわたります。

とはいえ、むずかしく考える必要はありません。基本的には、西洋医学で分析されてきた臓器の役割とほとんど一緒です。ただ、脾は胃腸のような働きをするため、脾臓本来の働きとは異なるので、そこだけ注意が必要です。

五臓のそれぞれがもつ働きを広くとらえることで、その時々の不調にあわせて、おぎなうべき箇所が見えてきます。また、五臓はすべてつながっているので、バランスをととのえることも大切です。

なお「五臓六腑」のうちの「六腑」とは、「胆」「小腸」「胃」「大腸」「膀胱」「三焦《さんしょう》」をさし、五臓それぞれとつながっています。肝と胆、心と小腸、脾と胃、肺と大腸、腎と膀胱がつながっていると考えられます。三焦はリンパ管のような働きをするので、五臓すべてとかかわりがあります。

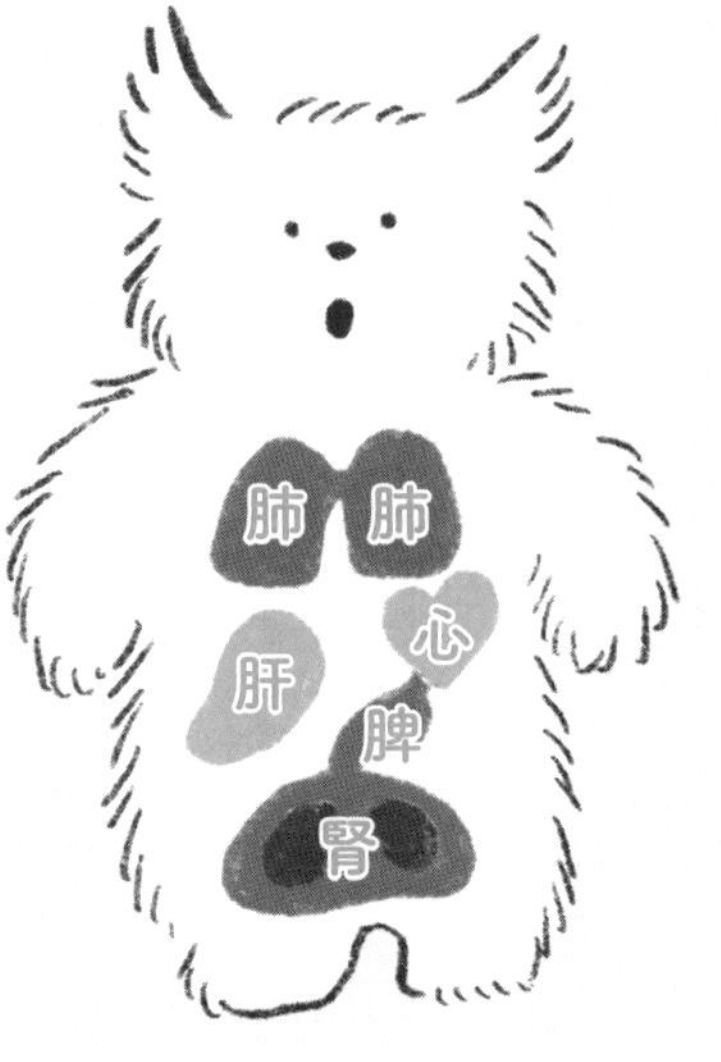

肝

全身に血《けつ》と気をめぐらせるほか自律神経とも深いかかわりがある

血をたくわえ、血液の量をコントロールする働きがあります。また、全身に気をめぐらせる働きももつほか、呼吸や血流、血圧、発汗をつかさどる自律神経ともつながっています。ストレスの影響を受けやすく、肝が弱るとイライラや不安、落ちこみ、怒りっぽくなるなど、情緒が不安定になりやすいのも特徴です。また、肝が弱っている人はよくしゃべる傾向もあります。

なお、肝は目と経絡《けいらく》（気血の通り道）でつながっているため、疲れ目やドライアイなど、目に不調が生じることもあります。

心

五臓六腑を束ねるまとめ役なので不調が出ると全身の機能が低下する

五臓六腑すべてを束ねる、いわばまとめ役です。血を体中に送るポンプの役割のほか、精神や意識を落ち着かせる働きもあります。

心が弱ると、すべての臓腑の機能が低下してしまいます。さらに、不安な気持ちになりやすくなるほか、夜に眠れなくなる、動悸《どうき》・息切れがする、顔色が悪くなるなどの症状が出ます。とくに顔色や眼光に影響が出やすく、心が弱ると顔の色つやが悪くなり、目の力がなくなったりします。

脾

胃とともに消化吸収をおこない 体中に栄養を行きわたらせる

胃腸を含む、消化器系全体の働きをする場所です。胃とともに消化吸収をおこない、体中に栄養をめぐらせる働きがあります。また、体にとって必要なものと不要なものを分けたり、水分の代謝や血液を血管内にとどめたりする役割も担っています。

脾が弱ると体内に気（エネルギー）や栄養が十分に運ばれず、元気がなくなったり、やる気が出なくなったりします。また、不要なものが停滞するのでにきびや口内炎、食欲不振、むくみ、下痢なども起きやすくなります。

肺

呼吸をコントロールすることで新鮮な空気やうるおいを全身に運ぶ

呼吸をコントロールする係です。新鮮な空気をとり入れて全身に送りだすほか、うるおいや栄養を運ぶ働きももっています。また、皮膚や粘膜などのバリア機能や免疫とも関係しているので、ウイルスなどの外敵から体を守る役割も担っています。

肺が弱ると抵抗力が落ちるので、風邪や感染症にかかりやすくなるほか、咳《せき》やぜんそくなどの呼吸器系トラブル、アトピーやじんましん、花粉症なども発症しやすくなります。また、肺は悲しみの感情とつながっているため、涙もろくなることも。さらに、肺は大腸ともつながっているので、肺が弱ると便秘にもなりやすいです。

腎

人の生命や生殖活動を維持するために欠かせない場所

生命力の源をたくわえる大切な場所。体の成長や発育、生殖をつかさどり、ホルモンの分泌や生殖器のコントロールなど、人がいきいきと生きるために必要なことをすべて担っています。また、尿管や膀胱も管理している場所です。

腎が弱ると、体力・精力・知力すべてが低下します。疲れやすくなるほか、骨の衰え、歯周病、もの忘れ、頻尿や失禁、白髪や抜け毛など、老化の症状が出てきます。何もないところでつまずいたり、すぐ座りたくなったりすることも。

また、「腰は腎の器」という言葉があり、腎が弱ると腰痛になりやすいので注意です。

健康維持に欠かせない3つの要素「気」「血《けつ》」「水《すい》」

東洋医学（中医学）では、人の体は「気」「血」「水」の3つの要素でできていると考えられています。この3つは互いに助け合い、バランスをとり合って健康を維持しています。

〈気〉

人が生きるために必要とするエネルギーが「気」です。「元気がある」「気にする」「気が短い」「気合いを入れる」などに登場する「気」のことで、日本人は感覚的にわかりやすいでしょう。形はなく、エネルギーそのものなので、温めたり、動かしたり、変化させたり、防御したりする働きがあります。また、汗や血などがもれ出ないようにする働きもあります。

体を動かすために必要なのはもちろん、食べものを血や肉に変えるのにも、病気から体を守るのにもエネルギーである気が必要です。血と水の流れを助ける働きもあり、気がとどこおると体中に不調が起こります。

気が不足すると「気虚《ききょ》」の状態になり、疲れやすくなり、やる気も起きにくくなります。食欲不振や胃もたれが起きるほか、風邪をひきやすくなることも。また、気の流れがとどこおると「気滞《きたい》」といって、胃腸が不安定になったり、女性は生理周期が乱れたりします。精神的にも不安定になりやすく、イライラがつのることもあります。

〈血〉

血液そのものをさすように思われることが多いのですが、血と血液は似て非なるものです。食べものの栄養が血管に取りこまれ、肺で空気と混ざって血となり、体中に栄養を行きわたらせます。また、血は精神ともかかわりが深く、血が足りないと精神的に不安定になりやすいです。

女性は生理や出産などで血を失うことが多いため、便秘や肌の乾燥、髪の傷み、目のかすみなどのほか、不安感が強くなりやすいといわれています。ホルモンバランスの変化による影響もありますが、血の不足も関係しているでしょう。

過労や目を酷使したことによる血の使いすぎ、または血の材料となる飲食物の不足や腎機能の低下などによって血が不足すると「血虚《けっきょ》」の状態になり、貧血やめまい、皮膚の乾燥や肌荒れなどが起こります。また、血液の流れがとどこおったことによるドロドロ血は「瘀《お》血《けつ》」と呼ばれ、血が停滞することで肩こりや腰痛、冷え性、肌のくすみなどの症状が出ます。また、瘀血の人は髪がよく抜けることが多いです。

〈水〉

汗や唾液《だえき》、リンパ液など、体内にある血液以外の体液をさします。別名で「津液《しんえき》」とも呼ばれます。体のなかをうるおすほか、熱をおさえることで体温を調節したり、老廃物を排出したりする働きもあります。

水の不調は目に見えるものが多く、たとえば痰《たん》が多い、下痢気味になる、女性であればおりものが増えるなどの症状が出ます。日本は湿度が高いため、水が過剰な人が多めです。体内の水が多すぎるとだるくなり、気分が落ちやすくなります。

体に必要な水分が不足すると「陰虚《いんきょ》」となり、のどが渇きやすくなったり、唇が乾燥して荒れやすくなったりします。排出がうまくいかずに余計な水分がたまりすぎると「痰飲《たんいん》」となり、むくみのほか、頭痛やめまいなどが発生するほか、イライラしやすくなります。

不足分をおぎなうか、不要なものを出すか「補《ほ》・瀉《しゃ》・平《へい》」のツボの押し方

ツボ押しのとき、覚えておいてほしいのが「補」「瀉」「平」という3つの押し方です。本書でも、各ツボのところにこの3つのどれかを併記しています。

東洋医学(中医学)における診断方法には「虚実《きょじつ》」という考え方があります。ざっくりいうと、「虚」は心身に必要なものが足りていない状態で、「実」は心身に余分なものがたまっている状態をさします。

ツボ押しや鍼《はり》治療をおこなうとき、私(中神)は相談にいらしたかたの不調の原因が「虚なのか、実なのか」をみきわめ、それにあわせて押し方(さし方)を決めています。虚の場合は足りていないものを満たすために「補す」必要があり、実の場合は余分なものを流すために「瀉す」のです。

〈補〉

足りないものがあり、それをおぎないたいときの押し方です。不足している分をおぎない、満たすためには、痛くする必要はありません。やさしく押すことで、足りないところをじっくりと満たしてください。トントンとやさしくたたいてもよいでしょう。

〈瀉〉

余分なものがたまっているときの押し方です。詰まりを流し、取りのぞくイメージなので、強めにしっかりと押すのがポイントです。「痛気持ちいい」をめざしましょう。指の腹では押しにくいときは、爪やペン先などを利用してもＯＫです。

〈平〉

補と瀉の中間が「平」です。これはそのツボが本来もっている機能を回復させたいときの押し方で、おぎなうでも流すでもなく、もとにもどすのが目的。中くらいの強さでしっかりと押しますが、痛いほど強くしないようにしましょう。

病にかからず、元気に生きるために！暮らしのアドバイス「養生《ようじょう》」とは

東洋医学（中医学）では、病気を防いで健康に生きるために対策することを「養生」と言います。日本では、病気やけがをした人に「養生なさってください」という言葉をかけますよね。あの「養生」です。

養生は、中国で何千年もかけて積み上げられた「快適に生きるための知恵」です。中国伝統医学の古典には「病になってから治療するというのは、のどが渇いてたまらなくなってから井戸を掘るようなもので、これが手遅れでないとどうしていえるだろうか」と書かれています。日本では江戸時代の儒学者、貝原益軒《かいばらえきけん》によって『養生訓《くん》』という本がまとめられました。

私（櫻井）がかつて師事した中医師（中国の漢方医）から教わった「養生十訓」には、次のように書かれています。

1 イライラせずよく眠る
2 怒りをおさえてよく笑う
3 欲をおさえて施しを多く
4 おしゃべりを慎み、多くを実行する
5 酒は少なく薬茶（はと麦茶やびわの葉茶などの健康茶）を多く
6 肉を少なく野菜を多く
7 砂糖は少なく果物を多く
8 塩分少なく酢を多く
9 少量をよく噛んで食べる
10 車を使わずよく歩く

これを読むと「なんだか大変そう」「楽しくなさそう」と思うかもしれませんが、むずかしく考えなくてOKです。あくまで養生とは、心も体も健康な状態をめざすために、日常生活にとり入れたい工夫です。

養生を毎日「頑張る」と張り切ると、かえってストレスになります。無理なくできることから始めてみてもよいですし、少しずつ試していって次第にできる日が増えていけば万々歳です。たとえば、週に２日だけ「散歩する」という養生を試してみて、それが快適であれば次第に週４日、週６日……と増やせるでしょう。

なお、「睡眠」と「食事」は、養生の基本中の基本。本書でも、睡眠と食事の大切さについては何度も出てきます。睡眠についてはＰ・１８８でもくわしく解説しましたので、ぜひ目を通してみてください。また、症状ごとに食べたほうがよい・避けたい食材も載せましたので、参考になさってください。

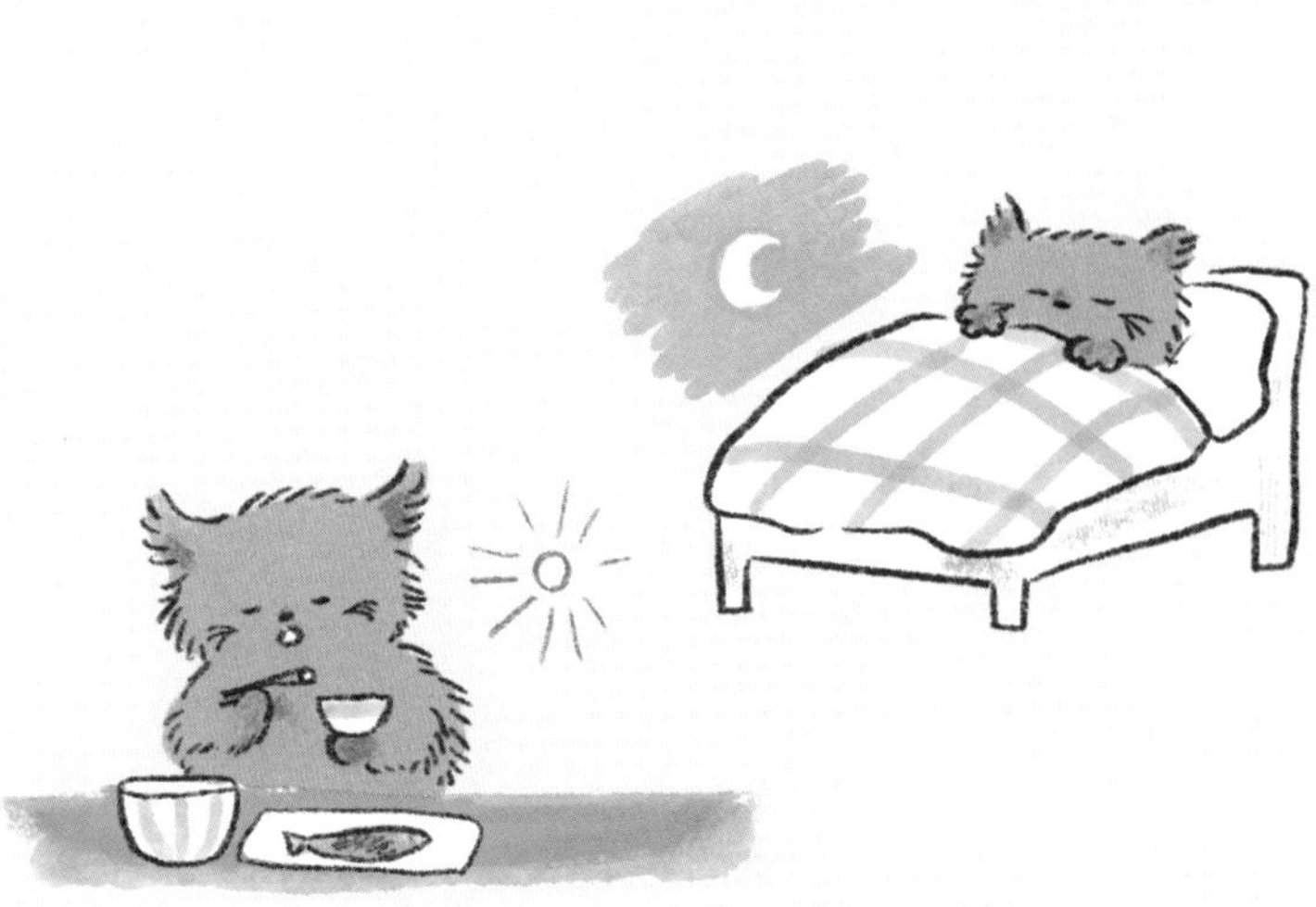

Column

東洋医学？　中医学？　漢方？
歴史を知るとわかる、それぞれの言葉の意味

日本では「東洋医学」「中医学」「漢方」の言葉が混在していて、よくわからないというかたも多いようです。日本の医学の歴史をひもといてみましょう。

古くは朝鮮半島や中国大陸から、直接交流によって「中医学（正式名称は中国伝統医学）」がつたわってきました。その後、中国の古典医学書である『傷寒論《しょうかんろん》』と『金匱要略《きんきようりゃく》』をベースにしながら日本で独自の発展を遂げ、中医学は「日本漢方」となり、中国での中医学とは異なる形で発展していきました。基本的には中医学と原点・原典は同じですが、発展していく過程でやや異なる医学となったのです。

江戸時代になると、オランダから「蘭学」と呼ばれる学問が入ってきて、そのなかに医学（蘭方医学）もありました。それと区別するため、そこまで日本でおこなわれてきた医療は「漢方医学」と呼ばれるようになります。

明治時代になると、蘭方医学は西洋医学と呼ばれるようになり、それに対する形で東洋医学という言葉が生まれました。モルヒネなどの強烈な薬品も入ってきたことから、西洋医学と東洋医学は対峙するようになり、明治時代には西洋医学を学んだ者だけが医師の資格をとれるようになります。その結果、東洋医学は法律上存在しないことになってしまったのです。しかし、その後、未病を防ぐ東洋医学を再評価する動きがあり、今にいたります。

現代では「東洋医学」とは東洋にある伝統医学の総称をさし、「中医学」は中国で今日まで発展し続けている生薬医学である中国伝統医学をさします。「漢方」は、中医学や日本漢方もふくんだ一般的な概念のことで正式な名称ではありませんが、漢方薬を使った治療をおこなう医療全般をさすことが多いです。

※本書タイトルでは一般的になじみ深い「漢方」の名を入れましたが、本書内では「東洋医学」または「中医学」で統一しています。

PART

1

年齢が出やすい体の不調

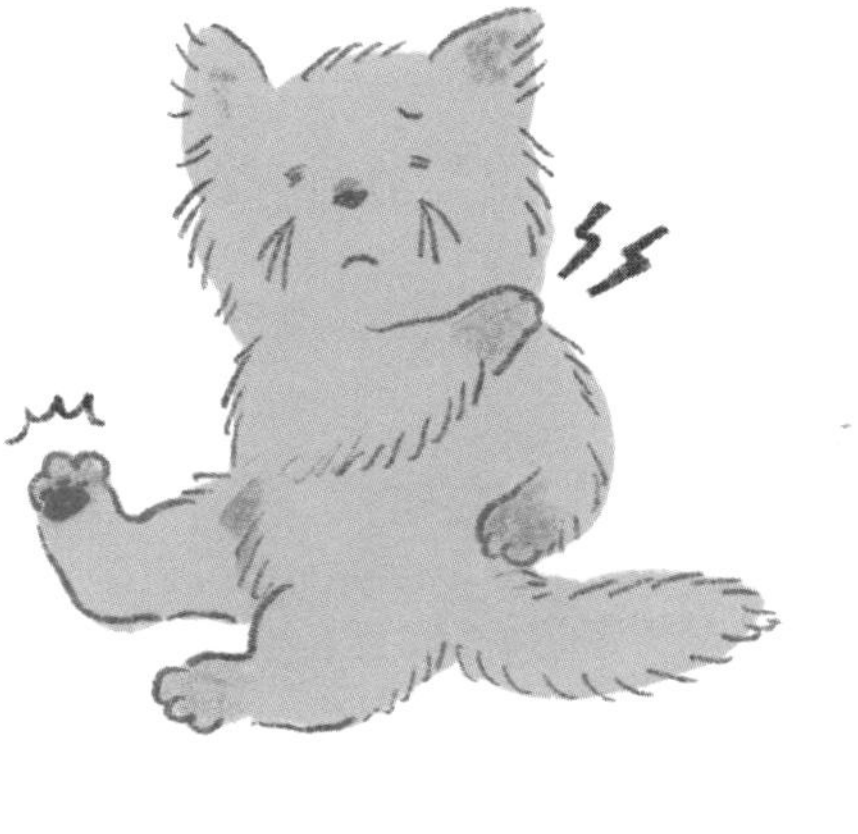

目が疲れやすくなった、肩や腰が痛い、
すぐ体調が悪くなるなど、
年齢を重ねて出てくる不調をまとめました。

年齢が出やすい体の不調にはこんなものがあります

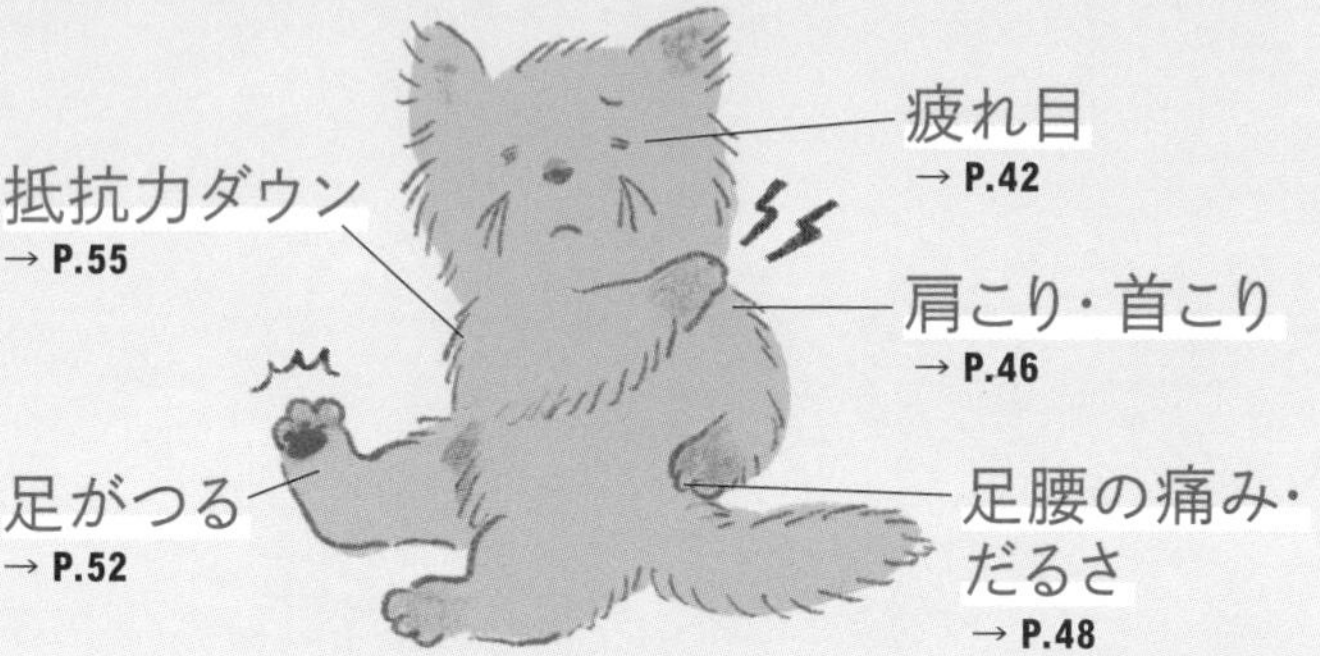
疲れ目
→ P.42
抵抗力ダウン
→ P.55
肩こり・首こり
→ P.46
足がつる
→ P.52
足腰の痛み・だるさ
→ P.48

ありふれた症状だが実は氷山の一角のことが多い

本章にあるお悩みで漢方相談に来るかたは多いですが、実際はそれだけで済まないことが多いですね。たとえば肩こりで来院しても「なぜそんなに肩がこったのか」を掘り下げていくと、ほかに原因があることがよくあります。ほとんどの人が本章の症状の原因を「歳を取れば仕方ないよな」と考えますし、「たかが肩こりだし」など軽くとらえがちですが、実は根が深い。あらわれている症状はあくまで氷山の一角なので、きちんと原因を探ったほうがいいと思います。

たとえば、疲れ目の場合、私たちは目に直接的な問題があるかどうかのほかに、陰（P・20）と血《けつ》（P・31）が足りない可能性を考えます。生活習慣を細かく聞きながら、食べものの問題か、出血や寝不足のせいか、はたまた加齢による乾燥のせいか、または更年期（ホルモンバランスの乱れ）のせいかなど、原因を探っていくのです。

また、肩こりや首こりの原因は血流がとどこおっていることが多いのですが、それも「なぜとどこおっているのか」までを考えます。8時間座りっぱなしの生活なのか、その場合はパソ

重い原因がひそんでいることもあるので「どうせ歳のせい」と簡単に考えないほうがいい

コン仕事が長いのか、または授乳中で下を向くことが多いのかなど、その症状が出た背景まで聞いてはじめて、対処法となる養生が見えてくるのです。

ちなみに、肩こりや首こりの原因をたどっていくと、事故やけがのこともあります。大昔に一度あったむちうちでこわれた靭帯《じんたい》がもとにもどっておらず、弱った靭帯をカバーするために余計な力がくわわって、肩こりや首こりにつながっていることもあるわけです。

相談者の生活や病歴も掘り下げて診断する

こういうことは相談者さんとじっくりひざを突き合わせて、そのかたの生活習慣や病歴までくわしく聞き出さないと、なかなか見えてこない原因です。こんなふうに「根本的な原因がよくわからないのだけれど痛い」という症状に対して、東洋医学（中医学）は強みを発揮します。

もちろん、西洋医学も大切ですよ。私たちには血液検査やMRIができる機械はないので、西洋医学のお医者さんのところで体の内側を検査することも重要です。ただ、西洋医学で検査してもよくわからないときは、東洋医学（中医学）も活用するといいと思います。

疲れ目

目の疲れを治すには目とつながっている「肝《かん》」をととのえる

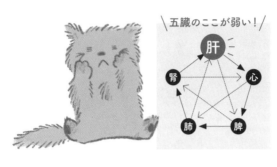

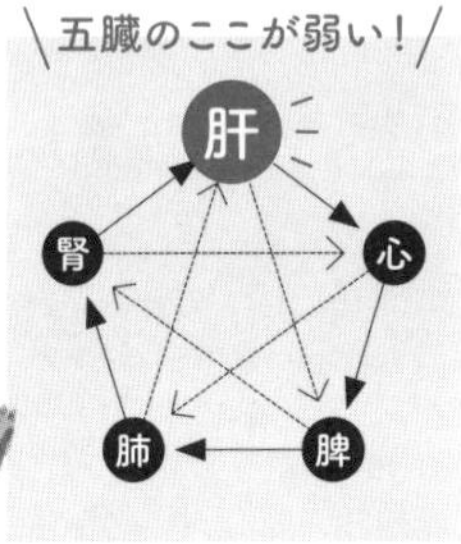

東洋医学（中医学）では、肝にたくわえられている血《けつ》の働きによって、ものを「見る」ことができると考えられています。血は肝に栄養とエネルギーを送る役割がありますが、目を使いすぎると血が消耗するので、肝は栄養不足になってしまいます。すると肝には熱がこもりやすくなり、興奮状態になるため、目の疲れを引き起こすのです。

そんな疲れ目に効くツボが太陽です。太陽には「清肝明目《せいかんめいもく》」という働きがあります。これは、熱を取り興奮をしずめることで、目の働きを回復させるという考え方によるものです。太陽は疲れ目のケアにもっともよく使われるツボで、瞳孔《どうこう》をひらくための筋肉をゆるめ、目の緊張をやわらげる効果があります。

太陽にはお灸《きゅう》もよく効きますよ。以前、私（中神）の師匠から「太陽にお灸をすれば、眼科医はすることがなくなる」という話を聞いたことがあります。当時はうたがっていたのですが、何をしても目の疲れがとれないかたがいたので、試しに実践してみたところ、ほかの治療よりも明らかに効果が出て、びっくりした記憶があります。目元にあるツボなので、自分でお灸をするのはむずかしいため、専門家にお願いしてください。

また、涙を出すのは肝の興奮をおさえるのに効果的です。そのため、涙を出やすくする睛明《せいめい》のツボもあわせて使うとよりよいでしょう。

Let's ツボ押し

睛《せい》明《めい》 押し方 瀉《しゃ》

目頭と鼻の上部の骨の隙間にあるくぼみにあります。指の先で強めに押しましょう。押しにくいときは綿棒で押すのがおすすめです。
強く押すと涙が出ますが、それで正解です。涙は目をうるおし、目に栄養を与える働きがあります。

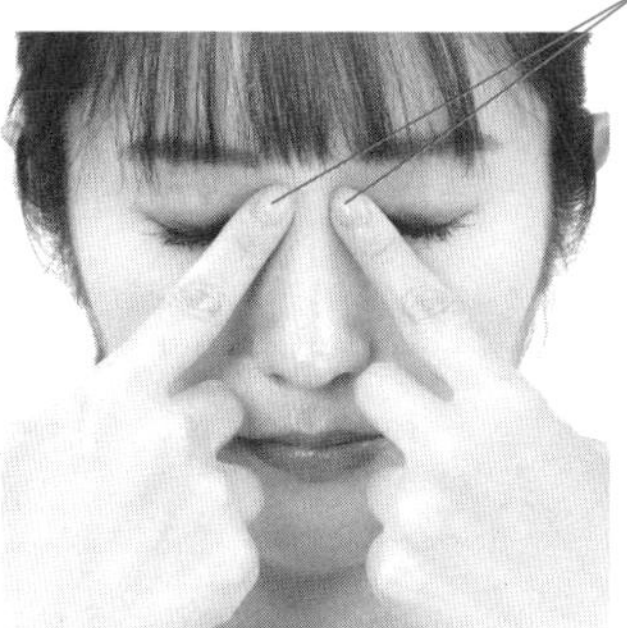

参考にしたいツボ　風池 → P.153

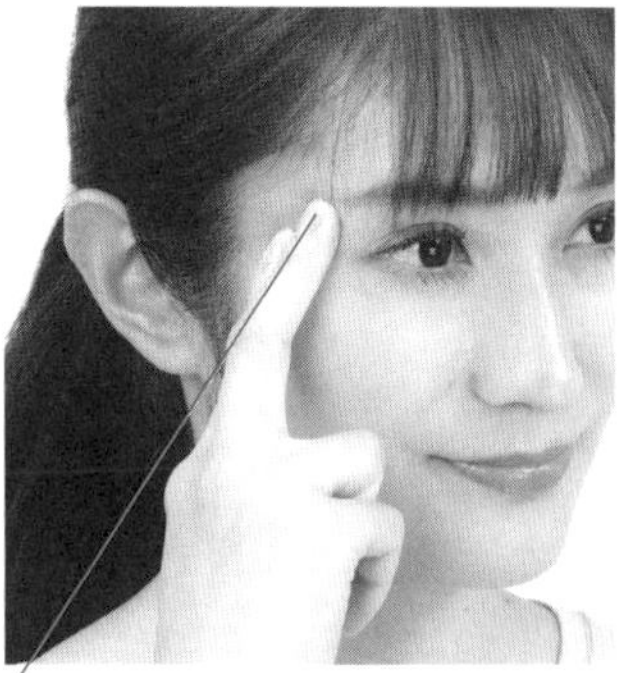

太《たい》陽《よう》 押し方 瀉《しゃ》

目尻《めじり》と眉尻《まゆじり》をつないだ線上の中央に骨があります。その横にあるくぼみが太陽です。指先を後方に向けて差しこみ、強めに押します。左右同時に押してOK。アザができやすいので気をつけながら押しましょう。

Let's 養生

2つのホットタオルで温めて緊張をゆるめて

ストレス性の赤目は緊張をゆるめることが大切なので、目の周りを温めましょう。熱々のホットタオルを、少し冷ました別のホットタオルでくるみ、目の上に置いてしばらく休憩しましょう。また、手のひらで目や目の周りをやさしく押し、軽く揺らして緊張をほぐすのも効果的ですよ。

ただし、花粉症などによるかゆみをともなう赤目のときは、温めるよりも冷やしたほうが効果的です。温めて悪化した場合は逆効果なので、すぐにやめてください。

目によい食材としてはベリー系が有名です。ブルーベリーやクコの実はおすすめです。あとは肝の熱をとるために、菊の花のお茶やケツメイシのお茶、緑茶も効果的です。少し苦みのあるものが熱をしずめる作用をもつので、春菊やにがうり、ピータン、サザエなどもよいでしょう。

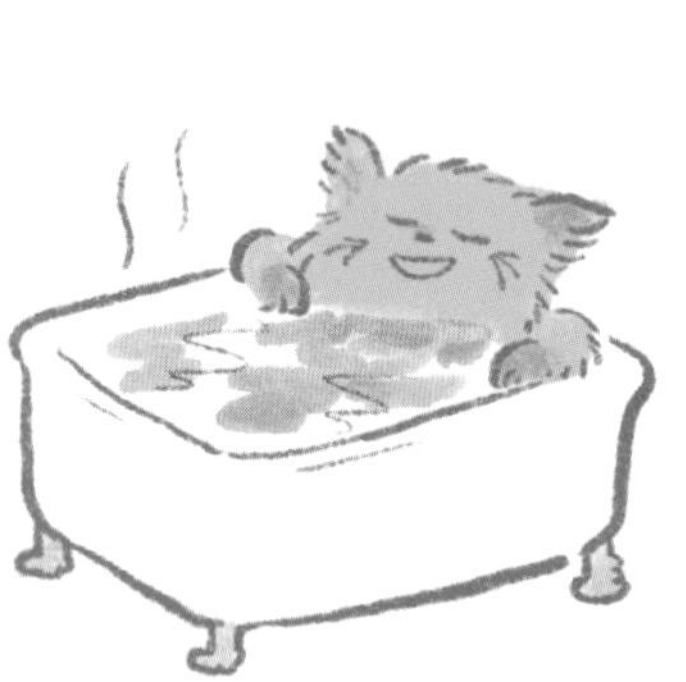

Column

病院？　薬局？　薬店？　漢方薬を処方してもらえる場所はどこ？

東洋医学（中医学）に興味をもって、いざ「中医学の先生に相談したい」「生活に漢方薬をとり入れよう」などと思っても、どこに行けばよいのかわからないというかたがいます。たしかに、西洋医学と違って「病院や薬局であれば、大体どこでもOK」とはいかないのが悩ましいところ。漢方相談や薬をあつかう場所は次の2つに分けられるので、覚えておきましょう。

●漢方専門医のいる病院

…西洋医学の医師免許を持っている医師でありながら、東洋医学（漢方）の知識も持っている専門医がいる病院。漢方専門医の免許をかかげていることが多い。処方した漢方薬やせんじ薬は基本的に保険適用になる。なお、一般的な西洋医学の医師のなかにも、独学で漢方の知識を身につけている医師もいる。

●漢方専門薬局・薬店

…漢方にくわしい薬剤師や登録販売者が常駐しており、漢方薬からサプリメントまでとり扱う。時間をかけて相談にのり、その内容にあわせてせんじ薬や丸剤、顆粒剤などから適したものを選ぶ。薬局では、漢方専門医からの処方箋を受けて、症状に合わせた特別なせんじ薬を作ることもある（保険適用外）。もちろん、調剤の必要がない錠剤やエキス顆粒の薬などもとり扱っている。

かかりつけの漢方医や薬局・薬店を見つけるのは、よい美容師さんを見つけるのに似ていると思います。しっかり話を聞いてくれて、細かいことまで話しやすく、できればクチコミもよい……そんな相手となら、自分の体のことも相談しながら、長いお付き合いができるでしょう。

初回から高額だったり、相性が合わずに話しにくかったりするところは避けたほうがよさそうです。ホームページやSNSを見て、事前に雰囲気をつかむことも大切ですよ。

肩こり・首こり

ドロドロになって熱をもった血が全身から集まってくるのが首や肩

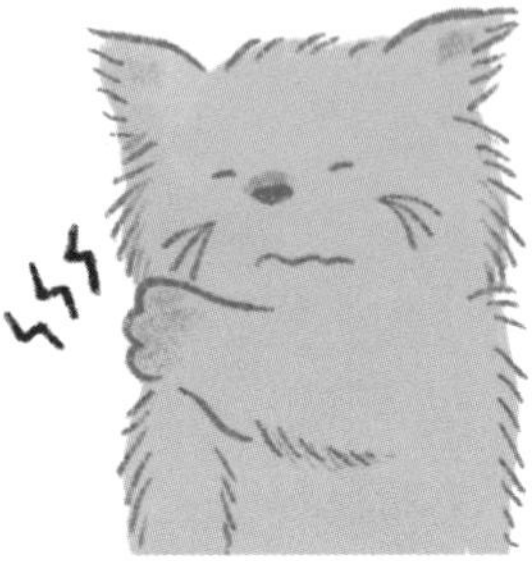

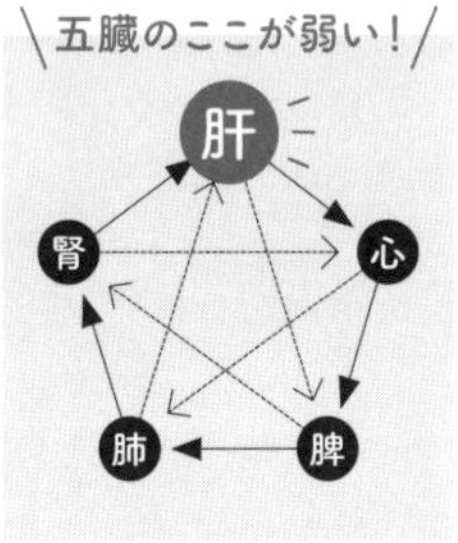

頭と体をつなぐ首は、いわば中継地点。体中に散らばっていた血液が一気に首に集まり、頭へと向かうので、血が一極集中する首は熱がこもりやすくなります。

熱がこもる原因はさまざまで、ストレスや食べすぎ・飲みすぎ、冷え、目の疲れなどがあげられます。それらの原因によって血液のめぐりが悪くなると血は熱をもち、場合によっては痰湿《たんしつ》（P・132）という余分なゴミがたまった状態で首に集まってくるのです。

そこで便利なのが肩井《けんせい》のツボです。このツボは首の周りに集まってきた気をおろして興奮をしずめる働きがあり、血液のめぐりをよくしてくれます。

ちなみに、首こり・肩こりの原因がストレスであることは意外なほど多いです。ストレスによって体内のエネルギーや血液のめぐりは悪くなるので、リラックスを心がけましょう。

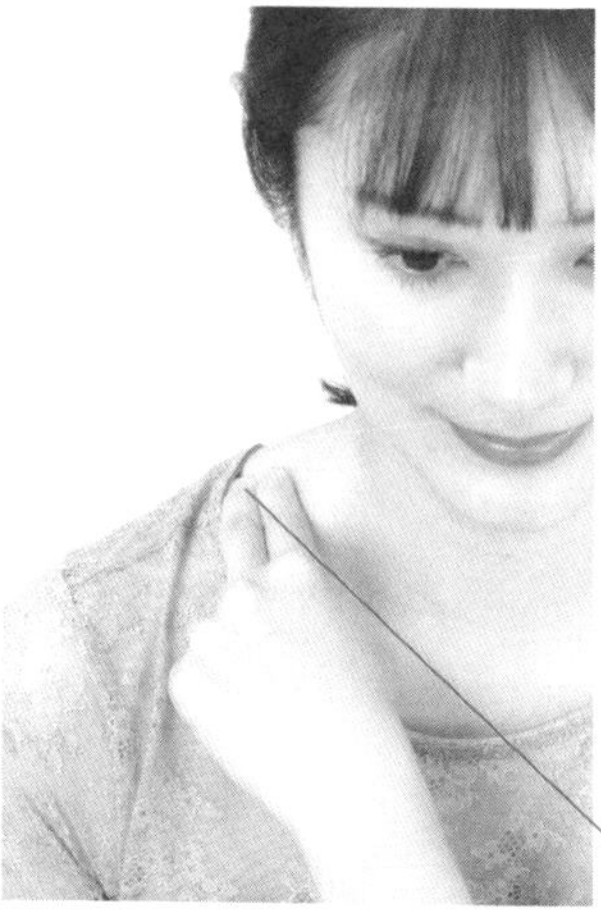

Let's ツボ押し

肩井《けんせい》 押し方 瀉《しゃ》

首の付け根と肩先の骨をつないだ真ん中あたり、やや背中寄りにあります。筋肉が盛り上がっている部分なので、その下に差しこむイメージで指を押しこみます。その状態で肩を動かすと、ゴリッとしたふくらみがあるので、指を左右に揺らしながら3分ほど押してください。

Let's 養生

たたきたいか、押したいかによって養生が変わってくる

肩や首がこったとき、トントンとたたきたくなるなら、血流がとどこおっている証拠。前後10回ずつ、大きな円を描くように肩を回して血流をあげてください。また、首を8の字に大きく回すのも効果的です。

逆に、肩をぎゅっと押してもんでほしくなるなら、血がドロドロになっている可能性が高いので、脂っこいものや味の濃い食事は避けましょう。

肩こり・首こりには漢方薬がよく効きます。「冠元顆粒《かんげんかりゅう》」や「血府逐瘀丸《けっぷちくおがん》」は、血流改善によい漢方薬。また、「桂枝加葛根湯《けいしかかっこんとう》」は、急に冷えて肩がこるときに効果的です。

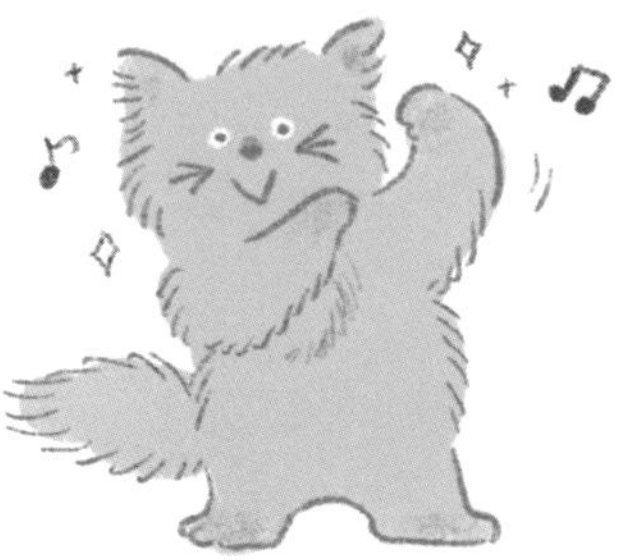

足腰の痛み・だるさ

足腰をつかさどるのは腎《じん》！加齢のほか、過労や寝不足、食事にも原因が

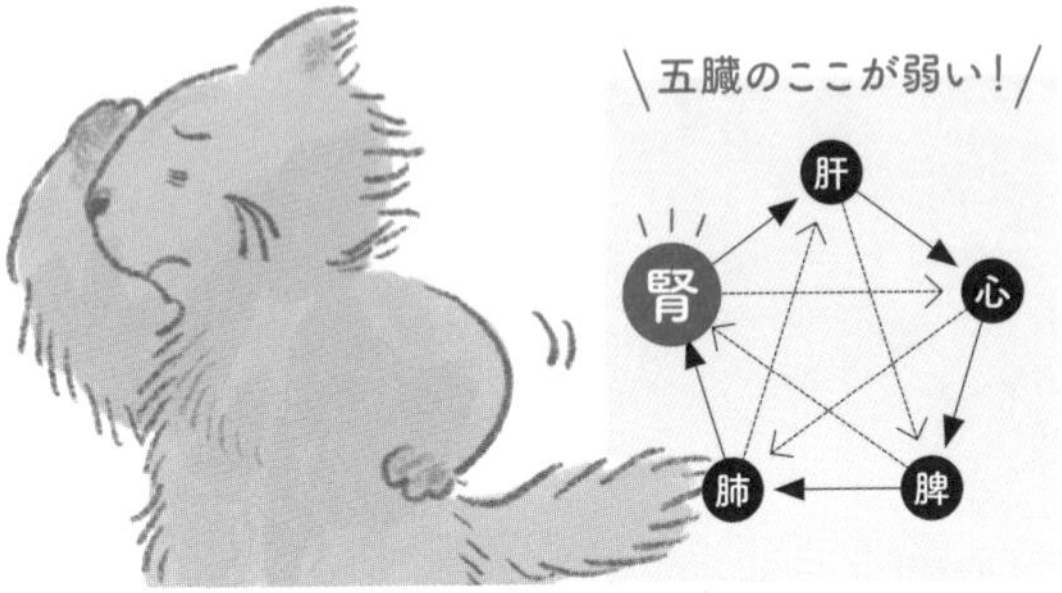

足腰のすべてをつかさどるのは「腎」なので、腎が弱ると足腰に力が入らなくなります。腰は「腎の器」と呼ばれ、器がしっかりしていないと力が入りません。東洋医学（中医学）には「腰膝酸軟《ようしつさんなん》」という、足と腰がだるくてやわらかくなることを指す言葉がありますが、そのときは腎兪《じんゆ》のツボで腎をいやして強くします。

一般的に、腎は年齢とともに弱くなっていきます。ほかにも過労や歩きすぎ、座りすぎ、寝不足、目の使いすぎ、性交渉のしすぎ、食事の偏りなどでも腎は弱くなっていきます。食事はミネラルが不足したり、冷たいものをとりすぎたり、暴飲暴食したりしないこと。とくにコンビニ食や冷凍食品、お菓子の多い人は、腎をやしなう養分が不足しがちなので、栄養バランスに気をつけてください。

なお、秋から冬にかけて腰が痛くなったり、腰を温めると痛

みがやわらいだりする場合は、冷えが原因によるものです。冷えて筋肉や組織がこわばって、血行不良になっているのです。この場合は半身浴やカイロで足腰をじんわりと温めるようにしましょう。ほかにも、足腰が重だるいときは、水分がたまりすぎて、むくんでいる可能性もありますね。足腰だけでなく、手足にも力が入らないときは、胃腸の弱りも考えられます。

なお、東洋医学（中医学）には「似類補類《にるいほるい》」といって、似た形のものがおぎなうという考え方があります。豆の形は腎臓と似ているので、黒豆などは補腎《ほじん》（P・50）によい食べものです。

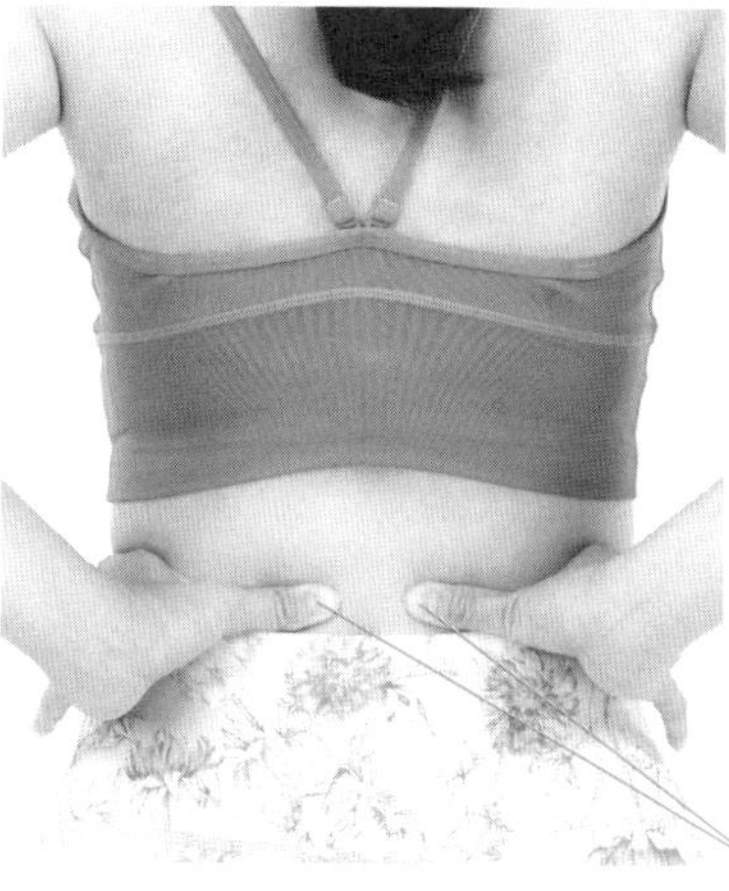

Let's ツボ押し

腎《じん》兪《ゆ》

押し方 補

おへその真裏にあるツボです。背骨をはさんで指２本分外側にあり、腰に手をあてたときちょうど親指があたる位置にあります。

親指でまっすぐに押しこんでください。無理に痛くせず、気持ちがいいくらいの強さでOKです。

参考にしたいツボ

委中 → P.113
復溜 → P.87

かかと落としをすることで骨に刺激を与えて補腎に

東洋医学（中医学）には弱くなった腎をおぎなうため、「補腎《ほじん》」と呼ばれる対処法があります。そこでは睡眠がとても大切ですが、トータルの睡眠時間ではなく、いつ寝て起きるかが重要です。補腎には、夜10時に寝て、8時間睡眠で朝6時ごろに起きる生活がのぞましいでしょう。

骨に刺激を与えることも補腎には効果的です。とくに、かかとの骨にガンと刺激を与えるとよいので、かかとからよく歩くほか、ジャンプしたり、かかとを上げ下げして「かかと落とし」をしたりするのもおすすめ。それから、クッション性の高い靴より、サンダルのように足裏が刺激される、ほどよいかたさのソールの靴を履くとよいでしょう。また、腎は歯とつながっているので、奥歯をカチカチとかみ合わせてみてください。

なお、中国では古くから「樹は枯れると根から尽き、人は老いると脚から衰える」と言われています。そのくらい、足腰は健康のために大切なので、よく歩くようにしましょう。

それから、神経をゆるめると腎に栄養がいくので、五感を開いて、体をゆるめる時間もとりましょう。頭で考えるのをやめて、感じることに集中します。胸を開き、耳をすませ、周りのにおいをかいでみると、目に入るものが一段明るく感じられるはずです。慣れてくると普段から腎に栄養が届きやすくなり、命の力である「精」をたくわえる腎自体もゆるくたもつことができます。

左ページの補腎食材もとり入れましょう。腎によいのは実のもの、適度に塩けのあるミネラル類、そして鹿肉です。鹿はとくに補腎力が強く、生薬としても使われます。

なお、漢方の補腎薬は腎兪のツボと同じような働きをします。代表的なものに「六味地黄丸《ろくみじおうがん》」と「八味《はちみ》地黄丸《じおうがん》」があり、いずれも保険適用なので病院でも処方してもらえます。足腰の冷えや、夜間の頻尿が見られる場合は後者がおすすめですが、のぼせやほてり、のどの異常なかわきを感じる場合は前者がよいでしょう。気になるかたは一度、漢方相談を標榜《ひょうぼう》する専門家に相談してみてください。

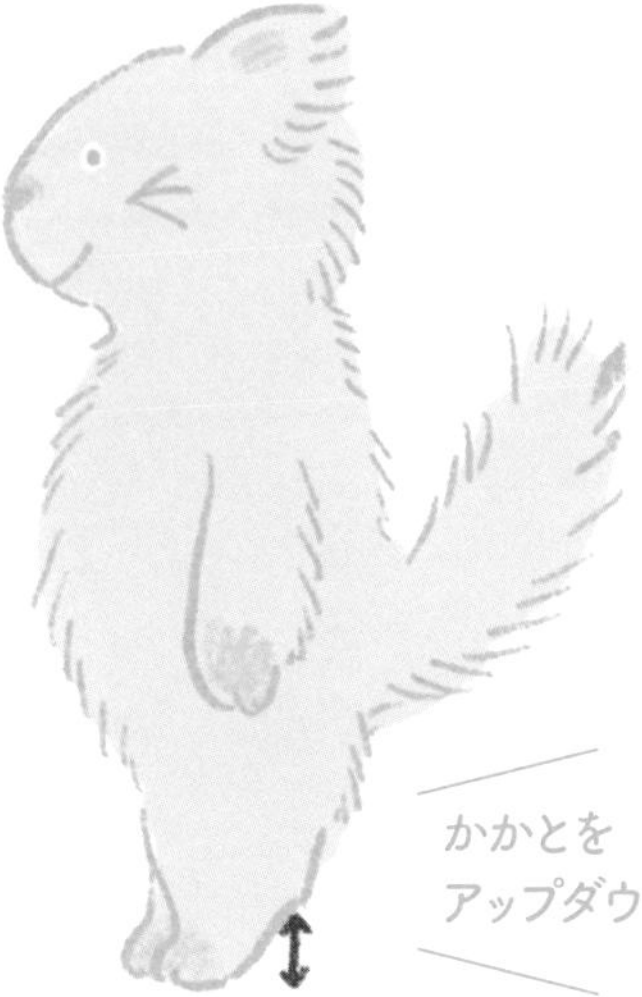

補腎食材リスト

鹿肉、すっぽん、牡蠣《かき》、うなぎ（食べすぎると胃腸に負荷がかかるので注意）、豚肉、実のもの（松の実、黒豆、くるみ、クコの実）、海産物（えび、いか）、海藻類、カリフラワー、黄にら、キャベツ、ごぼう、ブロッコリー、マッシュルーム、オイスターソース

Column

オットセイの生殖器にトリカブト!? 補腎薬に使われている、意外すぎるもの

補腎の薬には、意外な成分が使われていることがあります。

腎は人体の成長や発育、生殖をつかさどることから、補腎の力をもつ薬には繁殖力の高い動物の生殖器が使われていることが多いのです。例として、オットセイや犬、鹿などがあり、とくにオットセイのオスは一カ月の間ほぼ何も食べずに20～30頭のメスと交尾をすることから、その生殖器には高い補腎効果が期待されています。また、人の胎盤（プラセンタ）も補腎薬には使用されます。

また、右ページで紹介した補腎薬の「八味地黄丸」には、「附子《ぶし》」と呼ばれるトリカブトの球根を乾燥させたものが入っています。トリカブトは猛毒として知られる植物ですが、毒を取りのぞく「修治《しゅうち》」という処理がおこなわれているので安心してください。毒をのぞいてもトリカブト成分はとても強く、しっかりと体を温めてくれるので、冷え対策にも効果的です。

足がつる

血《けつ》が足りなくなっているせいで足の筋肉や組織に不調が起きる

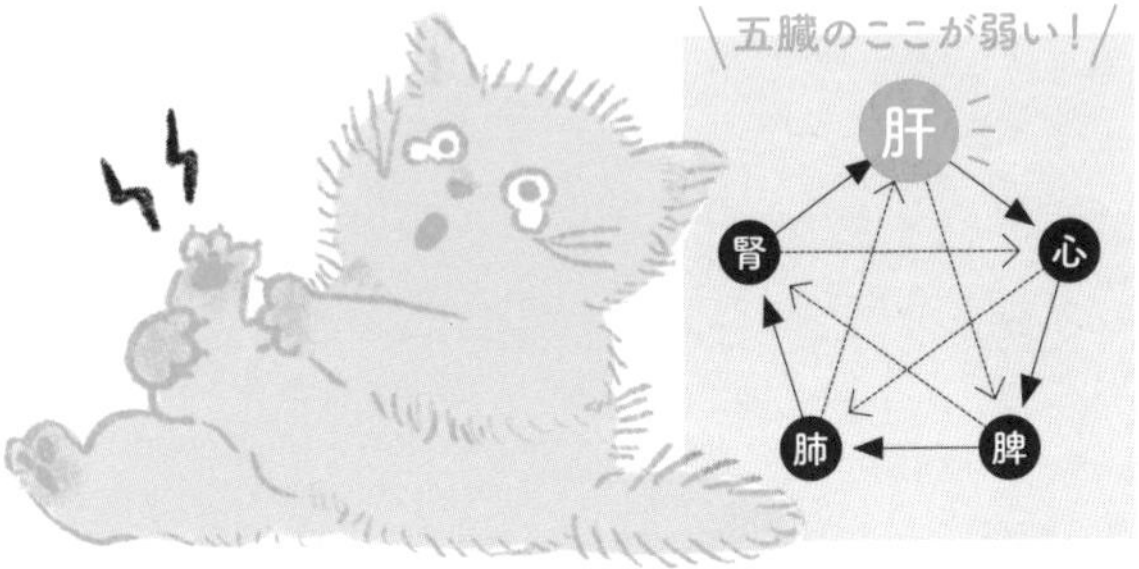

足がつる原因はさまざまで、貧血や過労、発汗過多、下痢、発熱、加齢、偏食、寝不足、寒さや湿気の影響など、山ほどありますが、主に「血」が少ない「血虚《けっきょ》」の状態になっていることが多いです。

血は筋肉や組織に栄養を与える働きがあるため、血が不足するとそれらに不調が出ます。足がつるほか、手足のしびれ、目のかすみ、めまいや立ちくらみなども生じがちです。血をおぎなう食材をとり入れつつ、血海《けっかい》のツボを活用しましょう。

また、腰から出る神経がどこかで狭まって圧迫されているせいで、神経伝達が悪くなり、足がつる場合もあります。腰に負担がかかり、筋肉がこり固まった結果、神経や経絡《けいらく》（気と血の通り道）が阻害されてしまうのです。その場合は左ページの4つのツボをすべて押しましょう。

血《けっ》海《かい》　押し方 瀉《しゃ》

血と気が集まるところで、血をおぎなうのに最適なツボです。

ひざのお皿の上から、指３本分、内側に斜め上の位置にあります。骨のへりのところを親指で押しこんで刺激しましょう。

なお、下半身の血のめぐりをよくする働きもあり、婦人科系の症状にも効果的です。

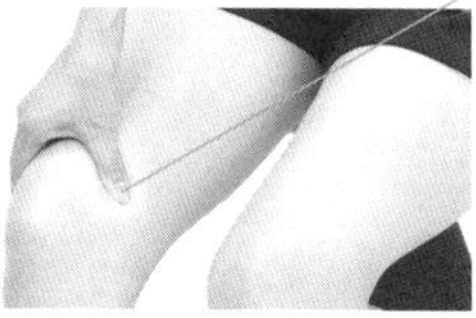

秩《ちっ》辺《ぺん》　押し方 瀉《しゃ》

お尻のほっぺの少し上、大きな骨の下にあるツボです。

指４本の腹を使って、左右に揺らしながらほぐしてください。両方を一気に押すよりも、片側ずつしっかりおこなうのがおすすめです。

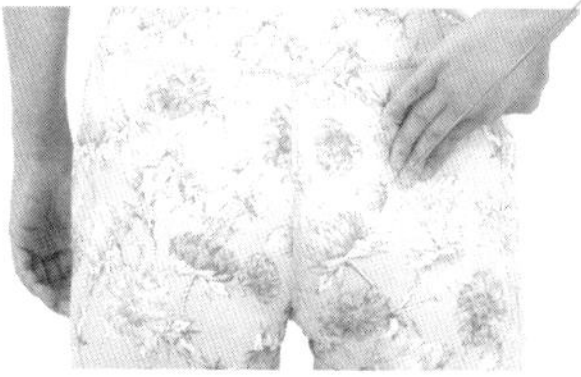

参考にしたいツボ　腎兪 → P.49

Let's ツボ押し

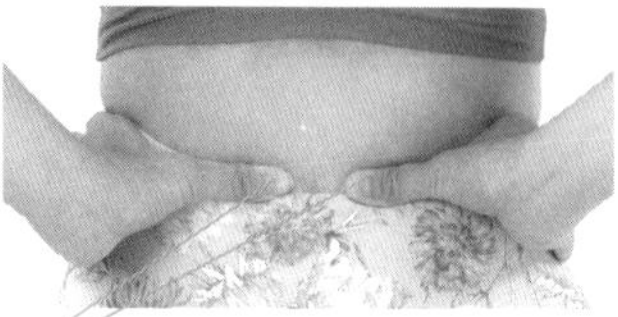

気《き》海《かい》兪《ゆ》　押し方 瀉《しゃ》

背中側にあり、腎兪（P.49）から指半分～１本分、下に位置します。足がつる場合、腎兪も効果的なツボなので、そのあたりを一緒に押していくとよいでしょう。

ちなみに、気海とは「気が集まる場所（海）」を意味し、おへそ側に気海というツボもあります。

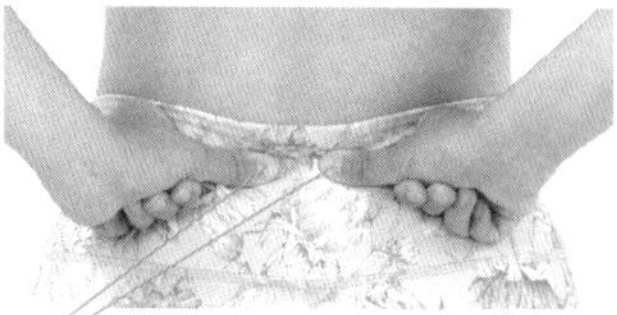

大《だい》腸《ちょう》兪《ゆ》　押し方 瀉《しゃ》

その名のとおり、腸の働きをととのえるツボです。

腰骨の１番上のライン上にあり、背骨から指２本分ほど外側にあります。厳密な場所がわからなくても、気海兪の少し下に位置するので、腎兪や気海兪とあわせて、このあたりを指で押していくとよいでしょう。

Let's 養生

血が足りないか、神経圧迫か原因によって対処法が異なる

東洋医学（中医学）には「血肉《けつにく》友情《ゆうじょう》の品《しな》」という言葉があり、動物性のものは血肉に変わりやすく、身につきやすいとされています。血をおぎなう食材として代表的な、鶏《とり》レバーや肉類、牡蠣《かき》、いか、卵、クコの実、ナツメなどを食べるとよいでしょう。ただし、胃腸が弱かったり、下痢をしたりしている場合は肉類を吸収できないので、ごまやキャベツ、にんじん、ほうれん草などを加熱して食べるのがおすすめです。漢方薬も効果的で「帰脾湯《きひとう》」や「四《し》物湯《もつとう》」などがありますよ。

腰に負担がかかったことで足がつった場合は、鍼灸《しんきゅう》をするのが効果的です。ツボ押しとあわせて、とり入れてみてください。

また、冷えによって足がつっている場合もあります。そのときは足腰をじんわりと温める補腎陽の働きをもつ、なた豆、粟《あわ》、くるみ、にら、えび、なまこ、鹿肉、羊肉などをとり入れてください。

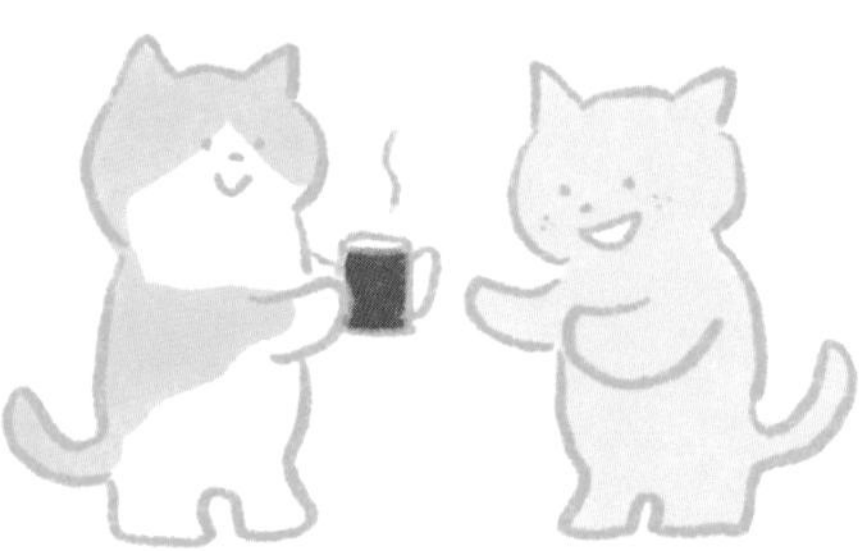

年齢が出やすい体の不調

抵抗力ダウン

ウイルスや菌が入りこまないように体内を隙間なくエネルギーで満たす

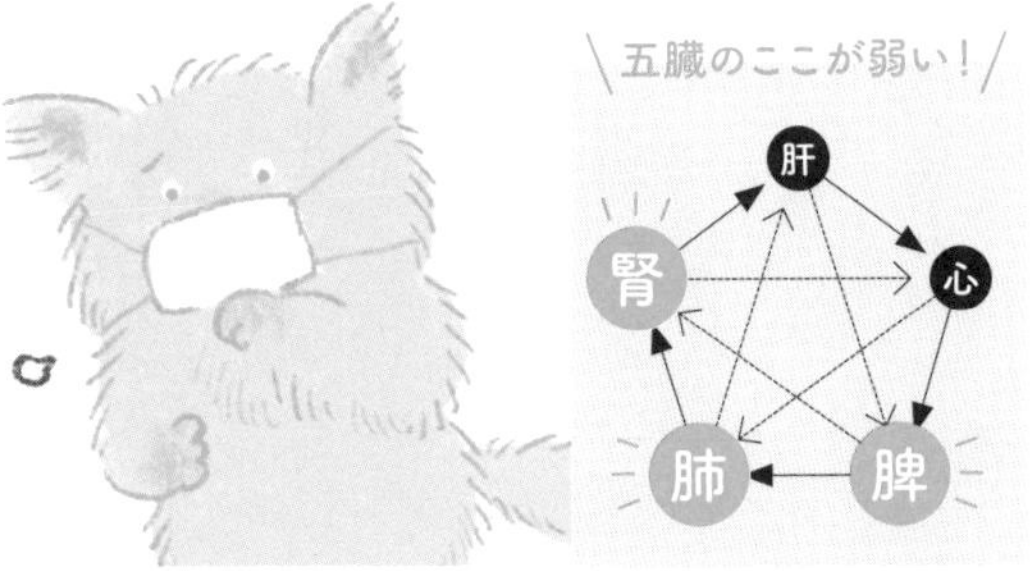

病気に対する抵抗力の低下は東洋医学（中医学）では「気虚《ききょ》」といって、「気」すなわちエネルギー不足の状態を指します。体の中が本来あるべき正気《せいき》で満たされていないため、隙間ができてしまい、そこにウイルスや菌などが入りこんでくるという考え方です。だから、その隙間にエネルギーを補充して埋めることで、病気が入りこむ余地をなくすことが必要です。

そこで役に立つのが中脘《ちゅうかん》のツボです。中脘には胃腸を元気にして、飲食物からエネルギーをつくり出し、体内を満たす効果があります。体内のエネルギーは主に呼吸と飲食物でつくられるので、抵抗力をあげるためには胃腸が元気であることが欠かせません。

さらに、抵抗力をあげるには関元《かんげん》のツボも大切です。関元は、人間がエネルギーをたくわえる場所である「腎」とつながっていて、体で弱っているところすべてを元気にする、万能なツボです。昔の人は季節の変わり目に、気温の変化に耐えられる体をつくるために、関元に300回以上もお灸をすえていたといわれています。

　ちなみに、私たちの学生時代の先生は「50年前と比べて、最近の若者は腎が弱ってきた」と言っていました。いっとき話題になった「草食系」も精力の低下で腎の弱りが原因ですし、若者がすぐに座るのも、足腰をつかさどる腎の弱りにほかなりません。今こそ、関元にたよるべきときでしょう。

Let's ツボ押し

関《かん》元《げん》　補《押し方》

おへそから指4本分下にあります。こちらも中脘と同じように、手のひらを載せて温めながら軽く圧迫しましょう。寝ながらおこなってもOKです。このツボはお灸をするとより効果的です。

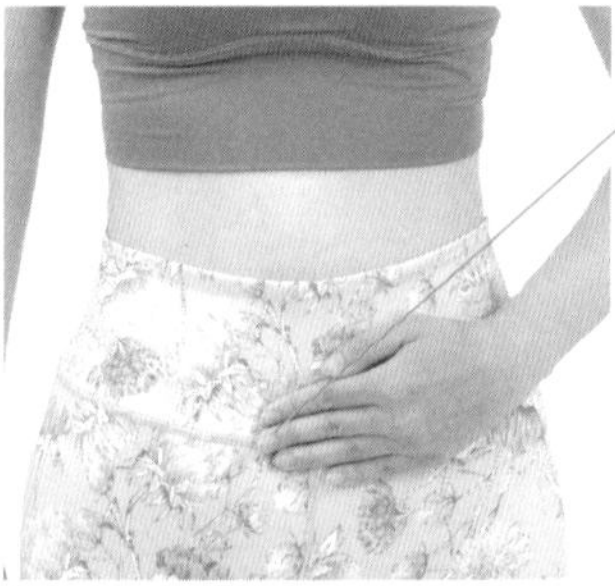

参考にしたいツボ　足三里→P.67

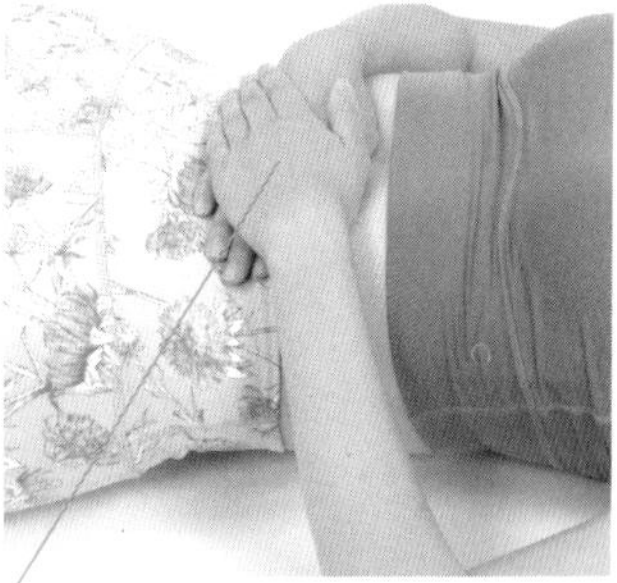

中《ちゅう》脘《かん》　補《押し方》

胃腸を元気にするツボです。

おへそと胸骨の先端（剣状突起）を結んだ線上の中央のやや上にあります。手のひらを載せて温めながら軽く圧迫しましょう。寝ながらおこなってもOKです。不快感がある場合は、押した手を軽く揺らしてください。

Let's 養生

あえて人としゃべらずに静かに過ごして気をためる

病気に対する抵抗力が落ちて、気(エネルギー)が足りないときは、人としゃべらずに、ひとりでゆっくり過ごしましょう。たくさん笑うとか、よく泣くとか、おしゃべりは気を消耗します。とにかく静かに過ごすことが大切です。

気をおぎなう「補気《ほき》」食材をとり入れましょう。補気食材はほくほくした触感のものが多く、いも類全般、とくに山芋は効果的です(なるべく加熱して食べるのがおすすめ)。また、もち米もエネルギー補給にすぐれた食材ですが、胃腸に負担がかかりやすいので、胃もたれや肌荒れしているときは避けましょう。ほかにも、大豆製品(豆腐、湯葉など)、かぼちゃ、さやいんげん、卵、いか、えび、たこ、太刀魚も補気によい食材です。

それから、きのこ類全般も抵抗力を高めるにはうってつけ。きのこの多くは補気の働きをもち、脾や肺を元気にするので、頑張って食べたほうがいい食材です。できれば天然ものを食べましょう。

なお、「霊芝《れいし》」(別名マンネンタケ)というサルノコシカケ科に属するきのこの一種を使った漢方薬があります。霊芝は補気のほか、心を落ち着かせる作用もあるので、精神不安や不眠などでお困りのかたにもおすすめです。食生活の改善とあわせて、お試しください。

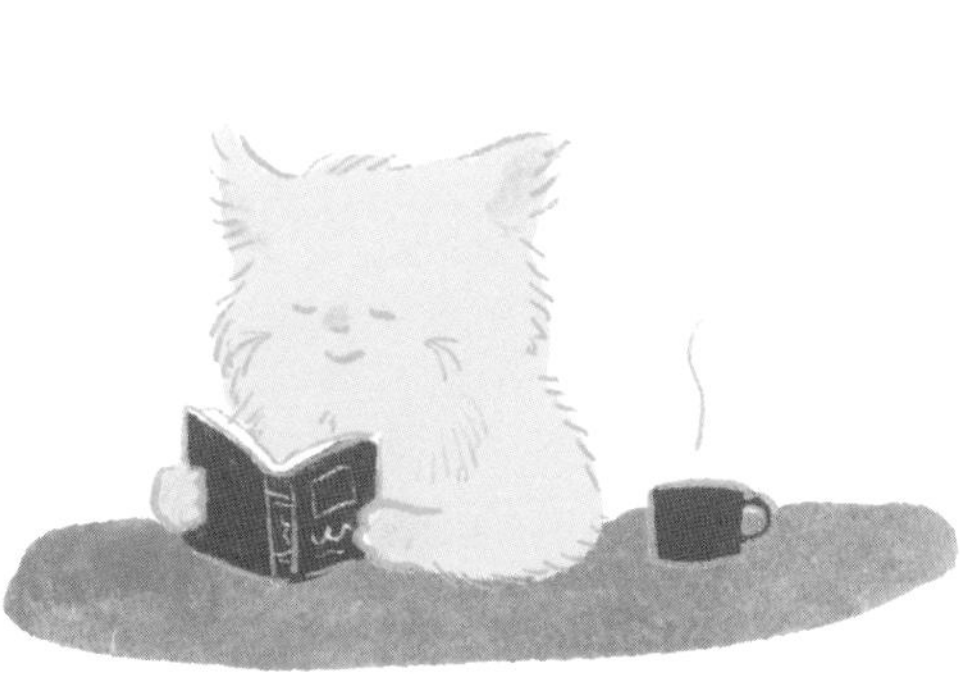

4つのタイプに分けられる東洋医学における「カゼ」の特徴

鼻水、咳、くしゃみ、悪寒、発熱……このような症状が起きたとき、一般的には「カゼ」をうたがいますよね。

東洋医学（中医学）ではこれら「カゼ」の諸症状は、外をふいている風が「風邪《ふうじゃ》」という邪気に変化し、それが体に入りこんで荒れている状態と考えています。風はコロコロと姿を変えるため、症状も落ち着かずに変化しやすいのが特徴です。

カゼは次の4タイプに分けられると考えられています。

●熱っぽくなる「赤いカゼ」

…風が「熱邪《ねつじゃ》」という余分な熱をつれて体内に入りこんだ状態です。初期は口やのどに渇きを感じ、のどが痛み出しますが、次第に熱っぽくなり、粘りけのある黄色い鼻水が出るようになります。だるさはありますが、まだ関節の痛みはない（または少ない）ことが多いです。のどの痛みや炎症には、れんこんがおすすめです。

●寒気をともなう「青いカゼ」

…風が「寒邪《かんじゃ》」といって、体の熱をうばって冷やすものをつれて体内に入りこんだ状態です。寒気があるのが特徴で、手足が冷え、節々が痛むことが多いです。また、水っぽい鼻水や痰が出ることがあります。厚着をして発汗をうながすほか、しょうが湯やしょうが入りのおかゆで体を温めるのもおすすめです。

●空咳の出る「乾いたカゼ」

…風が「燥邪《そうじゃ》」という乾燥した空気をつれて体内に入りこんだ状態です。口が渇いて、空咳が出たり、皮膚が乾燥したり、少量の痰がからんだりします。また、便秘の症状をともなうこともあります。カゼが長引

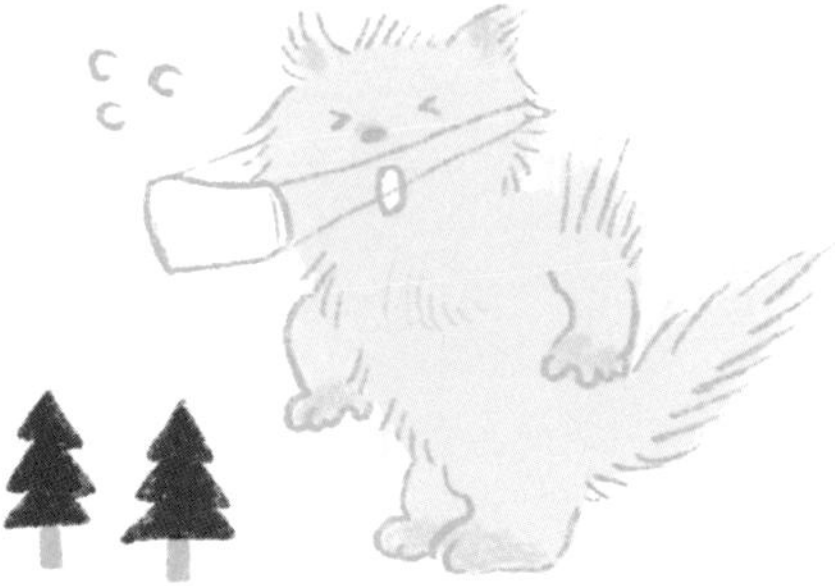

いたときに出る症状が多いですが、初期から出ることもあります。梨やはちみつもよいですが、ゆり根がとくにおすすめです。

●腹痛や下痢をともなう「湿ったカゼ」

…風が「湿邪《しつじゃ》」という、ジメジメと湿った邪気をつれて体内に入りこんだ状態です。胃のむかつきや痛み、腹痛、下痢、嘔吐、食欲不振などがあります。また、鼻水や痰をともなうこともあります。湿邪はねばり気があるために取れにくいため、症状が長引きやすいのが特徴です。利水作用のある食べものなどで余分な水分を取りのぞき、胃腸をととのえましょう。食材としては、しそが胃腸をととのえるのにおすすめです。

そもそも「カゼを引きにくい体」をつくることが大切です。そのためには「衛気《えき》」という〝気〟を強くすることが必要になります。

衛気は、いわば体のボディガード。皮膚や鼻、気管支などの粘膜を強化するはたらきで免疫力をととのえ、さまざまな外的刺激から体を守っています。ここでいう外的刺激とは、風邪のような邪気のほか、ウイルスや細菌、花粉、ホコリ、ハウスダストなどの化学物質もふくまれます。ほかにも、発汗量をコントロールすることで、体温を維持するはたらきもあります。

衛気が少ない人のことを「衛気《えき》虚《きょ》」といい、カゼをひきやすくなるほか、疲れやすい、花粉症、多汗、低体温、呼吸器系の異常、季節の変

Column

わり目の不調、皮膚の不調などの症状が出ます。

原因としては不規則な生活や食生活の乱れ、運動不足、生活環境の変化などがありますが、私たちが相談にのってきた経験から、働きすぎで休んでいない人やよい食べものを食べていない人が衛気虚になりやすいと感じています。

衛気をおぎなうには、もち米がおすすめです。おこわやおもちなど、もち米を使ったものを食べましょう。また、気を使いすぎる性格の人は〝気〟がなくなっていってしまうので、心のケアも大切です。もちろん、適度の運動と規則正しい生活、きちんとした食生活、ストレスをできるだけ避けることは必須です。さらに、気温に合わせて衣服を調節することも心がけましょう。

それから、衛気には汗腺から汗がもれ出ないように防ぐ役割もありますので、多汗症などでお悩みのかたは意識するとよいでしょう。また、衛気は皮膚をとり巻くことで体内に邪気が入るのも防ぎます。衛気が弱くなると、じんましんなどの症状が出やすくなるので注意してください。

多くのかたの漢方相談に乗ってきて、新型コロナウイルスの流行以来、カゼやインフルエンザのようなウイルスのタイプや強さが変わったように感じています。今までとは異なり、初期症状を飛ばして、いきなり内臓が重症化することも多いです。

原因を突き止めてから治療をおこなう西洋医学に対し、東洋医学（中医学）は症状から判断して病気を特定するため、未知のものに対して強みを発揮します。今は、どちらの医学もうまく活用することが必要なときではないでしょうか。

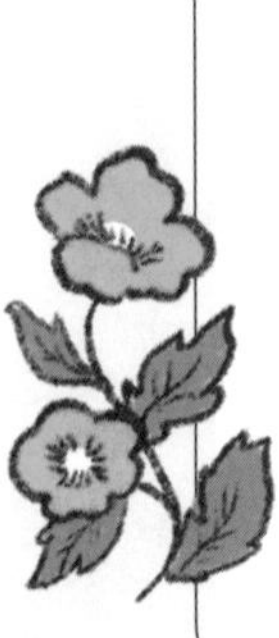

PART

2

ストレスが出やすい胃腸の不調

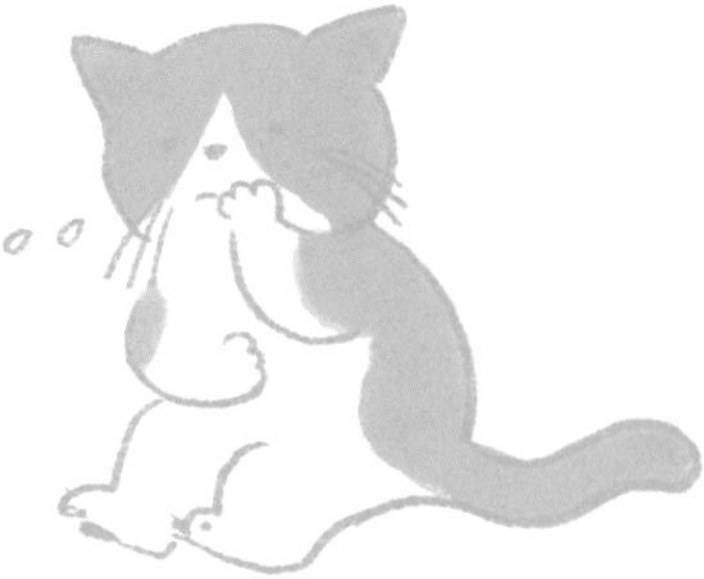

ストレスは万病のもと、と言われます。
胃やおなかの痛みや食欲不振など、
ストレスに関係しがちな不調はこちらに。

ストレスが出やすい胃腸の不調にはこんなものがあります

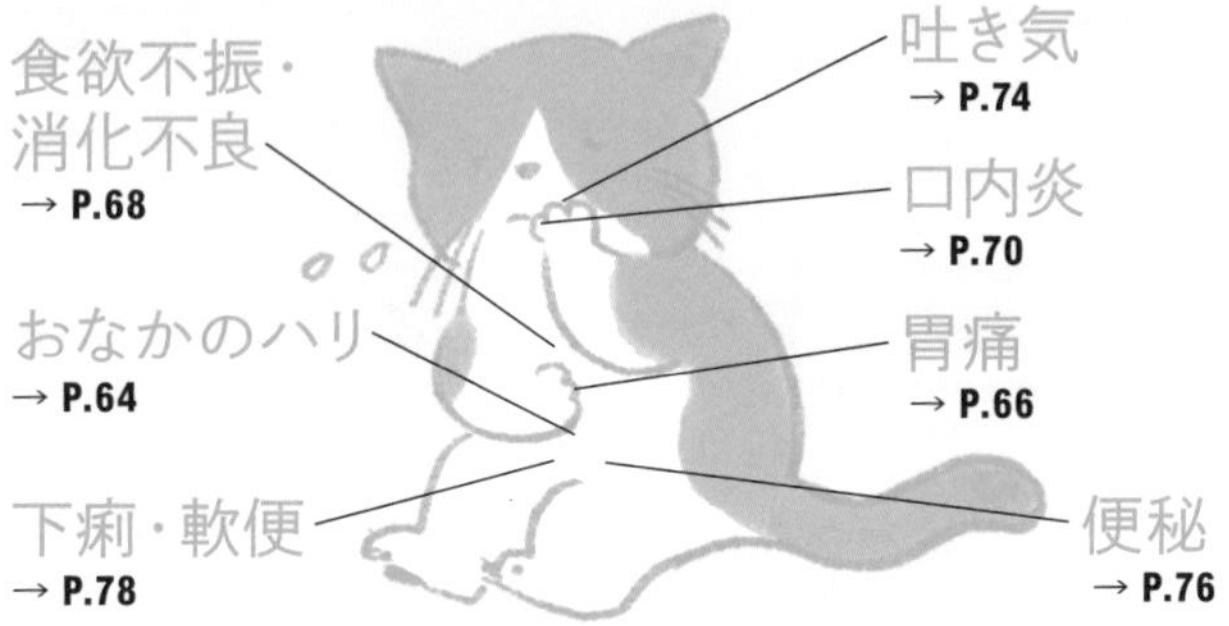

悩みをかかえる人ほど胃腸を壊しやすい

私たちが以前、YouTubeで話したときに「人にものを言えないメンタルのかたは、胃腸の不調をかかえがち」という結論にいたりました。本章の症状をかかえて相談にいらっしゃるかたは多く、しかもなかなか治らない。それで「人に言えない悩みはないですか？」と聞くと、泣きながらお話しされることがあるんです。その場合はいったん漢方相談をやめて、悩みを聞くようにしています。そのほうが治りは早くなりますね。

よくよく話を聞いていくと、過去の経験から人にひどい仕打ちをされた記憶が残っているせいで自分に自信がなく「私はダメだ」と思っていらっしゃる。そのせいで、自分の悩みをなかなか打ち明けられず、ストレスをかかえこんでしまうので、胃腸の機能が低下するんです。その場合はまず、人に悩みを吐き出すだけでも改善します。胃腸の不調をかかえたときはメンタルケアを重視するのがおすすめですよ。

それから、本章の諸症状が深い不調のきっかけになることも多いです。というのも、胃腸の弱りはあらゆるものに発展しがち。病気に対する抵抗力を弱め

悩みを人に打ち明けることで
ストレスが軽減して
胃腸の機能がととのうこともある

たり、皮膚に症状が出たり、メンタルが落ちたり、子宝相談のかたにも影響が出たりしますね。

過剰なものを減らすだけで胃腸の悩みがなくなることも

幸い、胃腸の悩みは自覚しやすいので、「治そう」と養生にはげまれるかたが多いのはよいことです。というのも、胃腸の悩みにはなによりも養生が大切だからです。

よくお伝えするのは「過剰なものを減らすこと」ですね。というのも、胃腸を壊されるかたには、ビールや水を飲みすぎていたり、毎日のように脂っこいものや甘いものを食べていたりと過剰なせいで、体がどんなに頑張って治そうとしても、壊すスピードが速すぎて追いつかないことが多いんです。胃腸の粘膜はターンオーバーが早いので、生活習慣をととのえれば治りも早いです。ご自身の生活習慣を振り返り、過剰になっているものを減らすことはとても大切です。

また、表面的な胃腸の痛み（おなかのハリや下痢など）には足三里のツボがよく効きますが、内側の痛み（吐き気や便秘など）には漢方薬を使うこともおすすめですよ。

おなかのハリ

イライラしたり、もんもんとしたり胃腸とストレスは強くつながっている

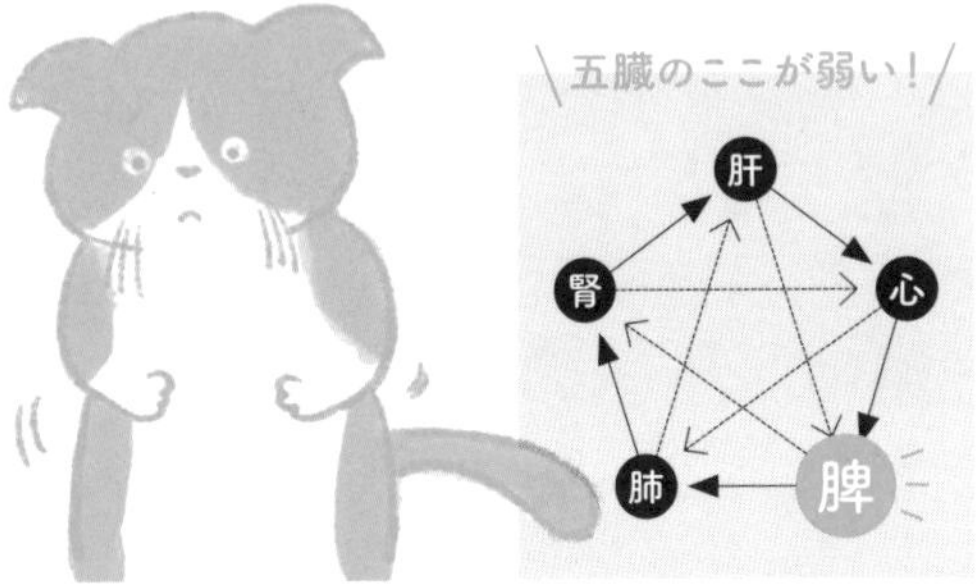

ストレスをかかえてイライラしたり、もんもんとしたりということが続くと、自律神経のバランスが乱れ、胃腸の働きが悪くなっておなかが張ってしまいます。この状態を東洋医学では「気《き》のめぐりがとどこおった「気滞《きたい》」と考えます。

そんなときに使うのが、期《き》門《もん》と太衝《たいしょう》のツボで、これはよく効きますよ。以前、おなかのハリに苦しむ患者さんがいらして、この2つのツボに鍼《はり》を打ったら、5分後にはトイレに駆けこみました。施術後、なんとおなかのでっぱりが半分のサイズに！

なお、ストレス以外の原因でおなかが張ってしまうこともあります。げっぷやおならなどのガスが出てもおなかが楽にならない場合は、空腹や豆・いも類の食べすぎのほか、早食いの可能性も。後者の場合は一口食べるごとに箸《はし》を置くくせをつけましょう。

Let's ツボ押し

期《き》門《もん》　押し方 瀉《しゃ》

人体には365個ものツボがあります。期門は「一期（一周）の終わり（門）」を意味する365個めのツボで、自律神経をととのえ、胃腸の働きをスムーズにします。みぞおちの一番上から指4本分外側、乳首の下に位置します。肋《ろっ》骨《こつ》の骨と骨の隙間を、親指の爪半分くらいが刺さるまで押してください。

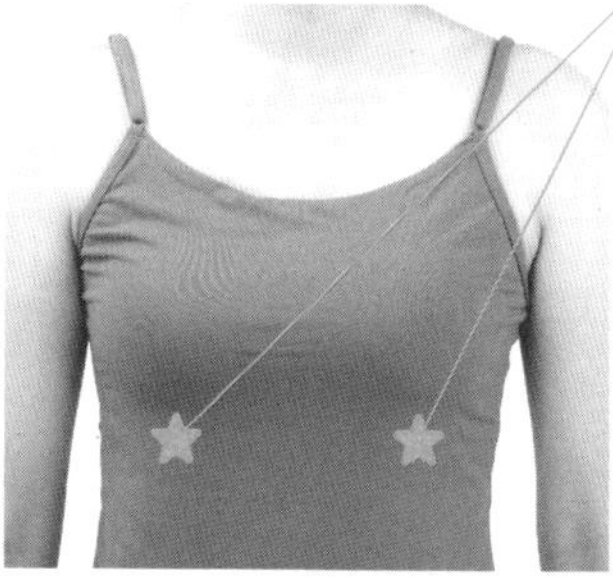

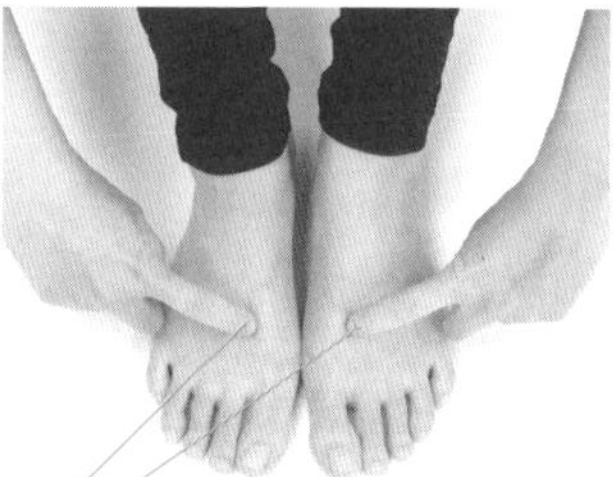

太《たい》衝《しょう》　押し方 瀉《しゃ》

ストレス緩和の代表的なツボです。肝臓の経絡（気や血の通り道）にあるツボで、気のめぐりをよくして、ストレスによって乱れた自律神経をととのえます。足の親指と人さし指の骨の間をなで上げていくと、2本の骨が交わる手前で自然と止まる位置があるのでそこを押しましょう。

Let's 養生

かんきつ類の香りでストレスを発散させましょう

おなかのハリの主な原因はストレスなので、ストレス発散が大切です。ストレス原因のことばかり考えてしまって、発散できないときは、よい香りをかぎましょう。かんきつ類がおすすめですが、リラックスできる香りであればなんでもOK。

また、気をめぐらせる食材である、えんどう豆やキャベツ、春菊、玉ねぎ、パクチー、パパイヤ、かんきつ類、マッシュルーム、ジャスミン茶、バラの花、きんもくせいの花もおすすめです。温めるか、常温でいただきましょう。

なお、屈伸をするとガスが抜けやすくなるので、スクワットの習慣もとり入れてください。

胃痛

胃の痛みは、ガスの停滞によるものと胃腸の弱りの2種類の原因がある

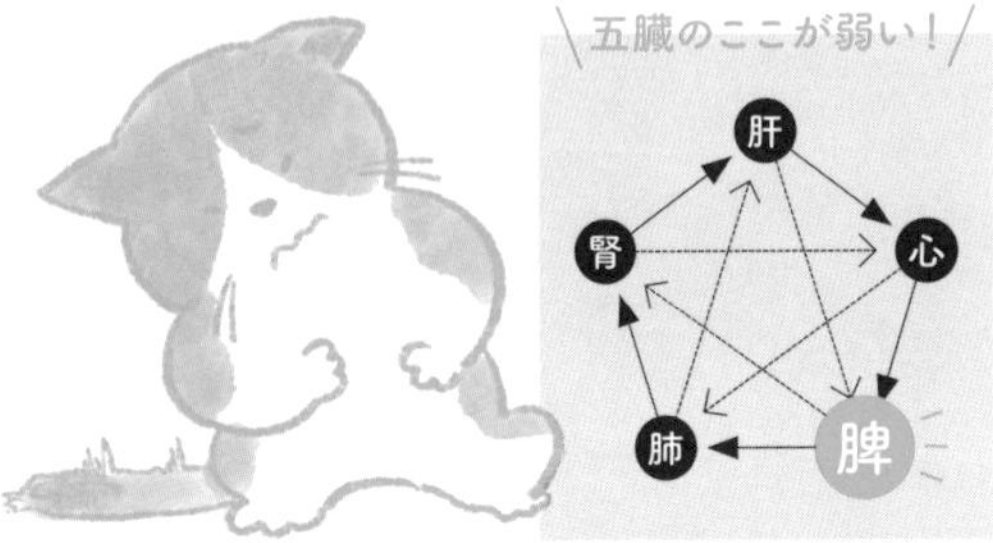

胃の痛みには、主に2種類の原因があると考えられています。

ひとつは、おなかが張ってガスがたまったことにより、痛みが生じている場合。東洋医学(中医学)ではこれを「不通則痛《ふつうそくつう》」と呼びます。血のめぐりが悪くなり、よくない状態の血(瘀血《おけつ》)がとどこおっているので、対処法としては胃腸を動かし、気をめぐらせる必要があります。ストレスがかかっているので、キリキリと強い痛みがあるのがポイントです。

2つめは、胃腸が弱っているせいで腸を動かす力が足りずに痛む場合。東洋医学(中医学)ではこれを「不栄則痛《ふえいそくつう》」と呼びます。どんよりと重い痛みがあるのが特徴です。この場合はまず胃腸を元気にすることが必要なので、エネルギー補給剤や漢方薬を使うこともあります。

なお、胃痛のあるところを圧迫して痛みが増したら前者、軽減したら後者です。

足《あし》三《さん》里《り》 押し方 補

万能のツボですが、一番の効果は胃腸を元気にすること。さらに、「降《こう》濁《たく》」と呼ばれる、胃にたまった物理的にも精神的にも不要なものを排出する作用もあります。ひざの皿の真下の少し外側にあるくぼみから、指4本分下です。親指で垂直にじっくりと押してください。

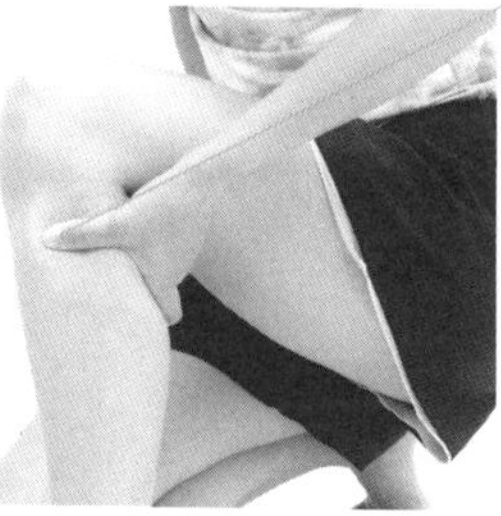

参考にしたいツボ

期門 → P.65
太衝 → P.65

Let's ツボ押し

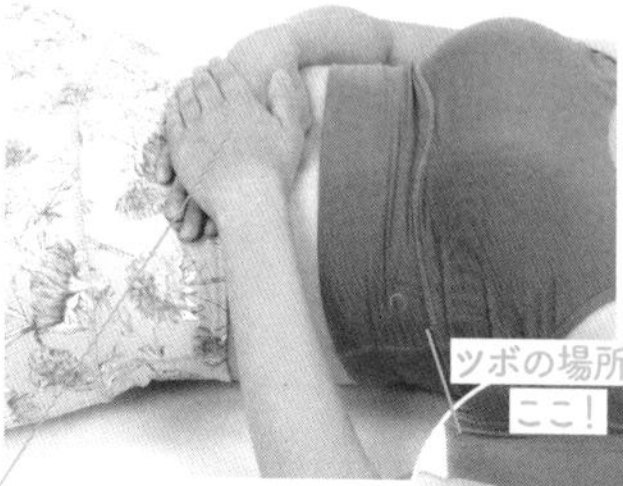

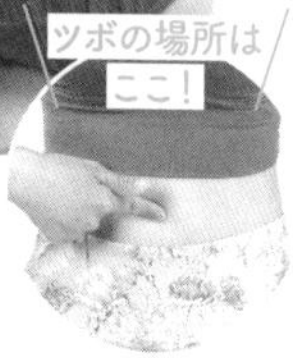

中《ちゅう》脘《かん》 押し方 補

疲れた胃腸の働きを元気にするツボです。おへそと胸骨の先端（剣状突起）を結んだ線上の中央やや上にあります。あおむけになって両手のひらを載せ、手のひらで軽く圧迫しましょう。不快感がある場合は、押した手を軽く揺らすと、胃にたまっているものが抜けやすいです。お灸《きゅう》をすえるのもおすすめ！

Let's 養生

口の中がかゆ状になるまでしっかり噛《か》んで食べること

口のなかのものがかゆ状になるまでしっかり噛んで食べることが大切です。私（櫻井）の患者さんにも、よく噛むようにしただけで、それまで何をしても治らなかった胃痛と食欲不振が治ったかたがいます。

あと、食事中に飲みものを飲みすぎないこと。飲みながら食事をするとよく噛まないうちに流しこんでしまって胃腸に負担がかかるほか、胃酸がうすまって消化力や殺菌力を下げてしまいます。また、あっさりとした味つけの食事を心がけ、量は腹八分目に。冷たいものは避けてください。

なお、胃腸が弱って痛む場合は「香砂六君子湯《こうしゃりっくんしとう》」という漢方薬もおすすめです。

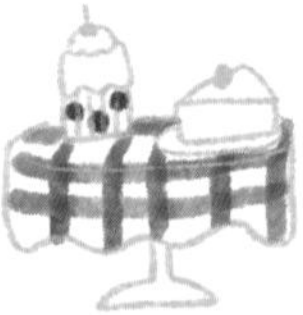

ストレスが出やすい胃腸の不調

食欲不振・消化不良

まるで恋わずらい状態!? ストレスで交感神経が常にオンだと胃腸が動かなくなる

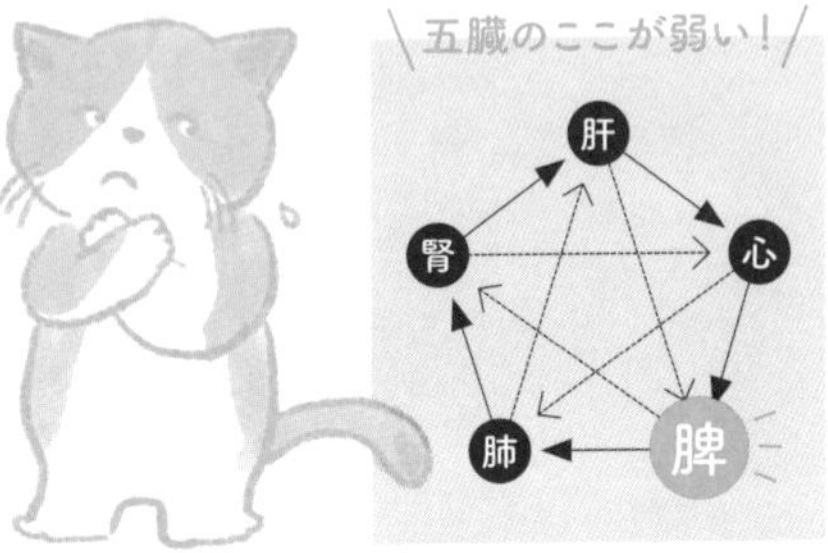

おなかがすかずに食欲不振のときは、ストレスのせいで胃腸の動きが悪くなっていることが考えられます。たとえば、恋わずらいのときは食べものがのどを通らなくなりますよね？ まさにその状態です。

交感神経がいつもオンということは、つまり戦闘態勢。人間の体は戦いながら消化できないので、交感神経が優位だと消化吸収の働きが悪くなり、胃腸が動かなくなります。ここで無理に食べると消化不良を起こし、胃がもたれてしまいます。まずは胃腸の働きを正常にもどしましょう。

また、お菓子などの間食が多い人はいつも胃に何かが入っているので、知らず知らずのうちに胃腸が弱っていることもあります。

ほかにも病気や手術後、加齢などで体が弱ったことによる食欲不振のケースもあります。この場合はP・67で紹介した足三里と中脘のツボが効果的です。

上《じょう》脘《かん》 押し方 瀉《しゃ》

胃腸にたまったいらないものを排出するツボです。胃腸をよく動かし、消化をうながす効果があります。

中脘（P.56）より親指ひとつ分、上に位置します。胃腸を動かすのが目的なので、親指で強めにぐっと押しこんでください。

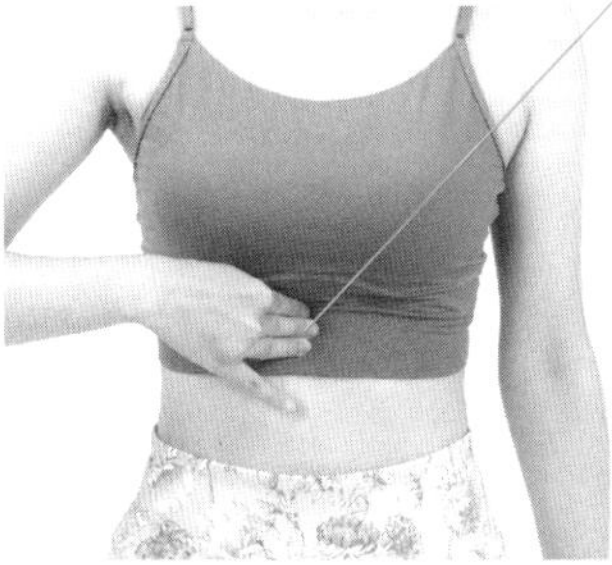

参考にしたいツボ　足三里 → P.67　中脘 → P.56

Let's ツボ押し

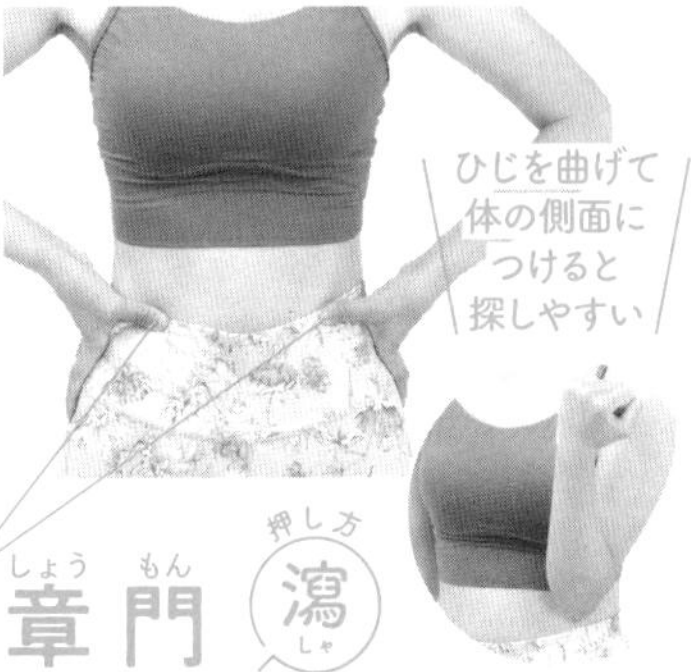
ひじを曲げて体の側面につけると探しやすい

章《しょう》門《もん》 押し方 瀉《しゃ》

ストレスで動かなくなった胃を動かすツボです。ひじを曲げて体の側面につけ、ひじの先があたる肋骨の先端に位置します。

親指の腹を使って、背中側に向けて押しこみます。呼吸にあわせてゆっくり押すのがポイント。1～3分ほどかけて押すことで気がめぐっていきますよ。

Let's 養生

お風呂《ふろ》の中で体を浮かせれば脱力できてリラックス

一時的なストレスによる食欲不振ならば、無理に食べないほうがよいでしょう。でも、そのストレス原因が中長期的なものの場合は、できるだけリラックスして副交感神経を優位にしてください。

おすすめなのは、湯船につかって体の緊張をゆるめる方法。水の中で体を浮かせると、自然と体は脱力するので楽になりますよ。また、「伸ばす」と「ねじる」をおこなうと体内にスペースが生まれて気のめぐりがよくなるので、ストレッチも効果的です。

なお、漢方薬も効果的。「六君子《りっくんし》湯《とう》」は食べる気力がわかないときに。胃痛や腹痛をともなうときは「香《こう》砂六君子湯《しゃりっくんしとう》」がおすすめです。

口内炎

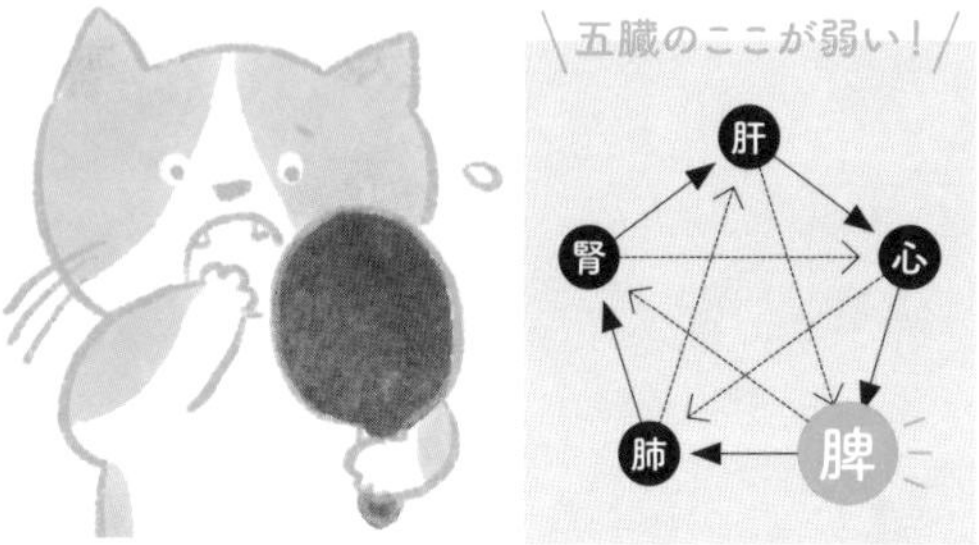

赤く腫《は》れているか、白くへこんでいるか口内炎は見た目で種類を判断できる

東洋医学（中医学）では口内炎には2種類あるとされています。

ひとつめは赤く腫れて、痛みがある口内炎です。口臭がひどくなることもあります。理由は2つあり、ひとつは辛いものや味の濃いもの、脂っこいものの食べすぎで、消化されなかったものが体内に残り、熱がこもってしまった場合。あとは、精神的ストレスによって体内の気のめぐりが詰まって、熱を発生した場合です。

もうひとつは白くへこんでいて、あまり痛くない口内炎です。こちらは胃腸が弱っているせいで起き、食欲不振や倦怠《けんたい》感をともないます。胃腸に原因があるせいで慢性化しやすく、修復しにくいのが特徴です。また、虚弱体質だったり、過労や不摂生が続いたりしても起こります。

前者の赤く腫れる口内炎が続いた結果、慢性化して白くへこんだものに変わることもあるので、悪化しないうちに治しましょう。

　ちなみに、赤く腫れるタイプの口内炎の原因に精神的ストレスがあるとお伝えしましたが、そのメカニズムをお話ししましょう。人がストレスをかかえると、体内の気のめぐりは悪くなります。流れがとどこおると、まるでポンプのチューブ内が詰まったときのように一部に圧力がかかり、熱が発生するのです。熱は上へ上へと上昇する性質があるので、ストレスがあるときは体の上部に不調が出ます。カッとなってのぼせたり、頭痛がしたり、目が血走ったりするほか、口内炎が出ることもあります。

Let's ツボ押し

少《しょう》衝《しょう》　押し方 瀉《しゃ》

赤く腫れるタイプの口内炎のときに押したい、熱をしずめるためのツボです。

小指の爪の底、内側（薬指側）の角にある小さなツボなので、爪の先やペン先を使って鋭く押しましょう。

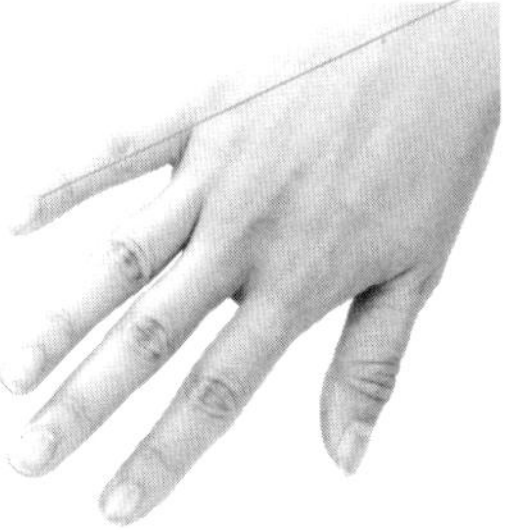

参考にしたいツボ
足三里 → P.67
中脘 → P.56

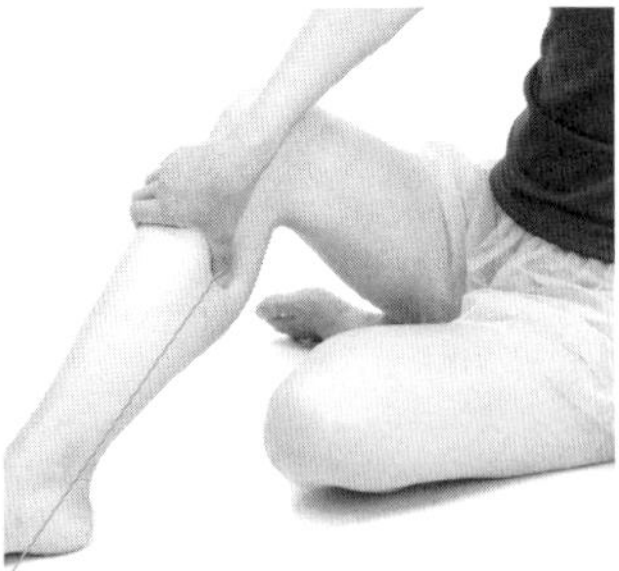

地《ち》機《き》　押し方 平

胃腸にたまった余分な水分を排出し、痛みを軽くするためのツボで、口内炎の痛みにも効果的です。

陰陵泉（P.89）から内くるぶしに向けて、指４本分下にあります。痛みの出やすいツボなので、強すぎず弱すぎず、ほどよい強さを心がけましょう。

Let's 養生

体の熱をしずめる食材を心がけ早く眠るように生活をととのえて

赤く腫れる口内炎の場合は「清熱」といって、体の中の熱をしずめる食材を食べることで、炎症を落ち着かせることができます。以下の食材を心がけ、辛いものや味の濃いもの、脂っこいもの、甘いものは避けましょう。

白くへこむ口内炎の場合は、生活習慣を見直しましょう。早く寝るようにするほか、長くお風呂につかりすぎると悪化することが多いので、入浴時間には気をつけてください。また、熱を冷まして体内にうるおい（水分）をおぎなう食材を食べることも効果的です。

体の熱をしずめる食材リスト

きゅうり、ごぼう、セロリ、とうがん、とうみょう、なす、にがうり、いちご、のり、わかめ、しじみ、抹茶、蕎麦《そば》、はとむぎ

熱を冷ましてうるおいをおぎなう食材リスト

白菜、さといも、やまいも、にんじん、アスパラガス、きゅうり、トマト、れんこん、ゆり根、菊花、黒・白きくらげ、すいか、レモン、豚肉、カモ肉、いか、あさり、しじみ、はまぐり、豆腐、豆乳、白・黒ごま、クコの実

Column

舌の色や苔《こけ》のつき具合を見ることで健康状態がわかる「舌診《ぜっしん》」とは

東洋医学（中医学）には「舌診」といって、舌の色や形、舌苔《ぜったい》の色とつき具合を見ることで体内の臓器の状態や病気の進行を診断する方法があります。淡く紅色で、白い苔が薄くついているのが正常とされていますが、次の場合は注意が必要です。

●淡く白っぽい舌

…血《けつ》不足で、栄養やうるおいが行き届いていない状態です。補血食材（P・104）をとり入れるとよいでしょう。また、体を温める力が弱っている可能性も。お灸をしたり、湯船につかったりしましょう。

●赤い舌

…体内に余分な熱がこもっている状態です。のどが渇いたり、寝汗をかいたり、イライラしたり、ほてりやのぼせを感じやすい傾向にあります。発汗を控え、体の熱をしずめる食材（P・72）をとり入れましょう。

●両側だけが赤い舌

…ストレス過多で興奮している状態です。気のめぐりが悪くなっている可能性もあります。イライラしたり、胸やけしたり、口のなかに苦みを感じたりします。できるだけストレス原因を避け、散歩や好きな香りをかいでリラックスしましょう。

●暗い紫色の舌、シミや黒い斑点のある舌

…血流が悪くなっている状態です。舌の裏にある静脈が紫色に張っていることもあるので、確認を。シミやくすみ、クマができやすくなるほか、歯茎や唇の色が悪くなることも。よく動き、血流をめぐらす食材（P・108）をとり入れましょう。

苔のつき方にも注目しましょう。べたついた苔が厚くついているならば、痰湿（P・132）の状態。まったくない場合は乾燥による、うるおい不足です。また、苔の色が白ければ冷え、黄色い場合は熱がたまっています。さらに苔が厚いときは暴飲暴食、または胃腸機能が低下していることがあります。

吐き気

精神的ストレスによって自律神経が乱れ 食べものが逆流して吐き気をもよおす

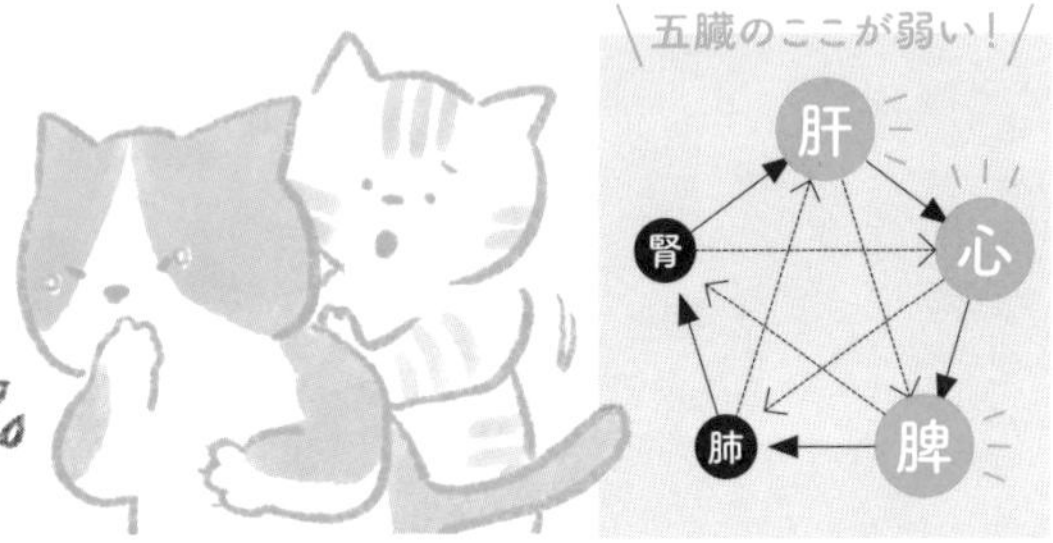

私たちは食べものを口から入れ、体内で消化・吸収したあと、肛門《こうもん》から不要なものを出しますが、それがさまざまな理由から逆流してしまうことを東洋医学（中医学）では「気逆《きぎゃく》」と呼びます。吐き気は気逆のひとつと考えられています。

緊張などの精神的なストレスがかかったことで自律神経が乱れ、気のめぐりが悪くなった結果、一部が逆流して吐き気をもよおします。人によっては咳《せき》やしゃっくりの形であらわれることもあります。

ほかにも、飲みすぎや食べすぎによる吐き気（これは子どもに多いです）、便秘によって腸が詰まったことによる吐き気、イライラによる吐き気、風邪などの体調不良による吐き気など、さまざまな種類があります。原因をつきとめるのはむずかしいのですが、基本的にはここで紹介する2つのツボである程度は対応することができます。

内《ない》関《かん》 押《お》し方《かた》 平

心を落ち着かせる効果があり、吐き気をしずめます。

手首を内側に曲げたときに浮き出る太いシワから、指３本分下にあります。力を入れたときに浮き出る２本の腱《けん》の間を、１〜３分ほど指先で強めに押しましょう。小さなツボなので、その位置に米粒を置き、セロテープを貼ってもOK！

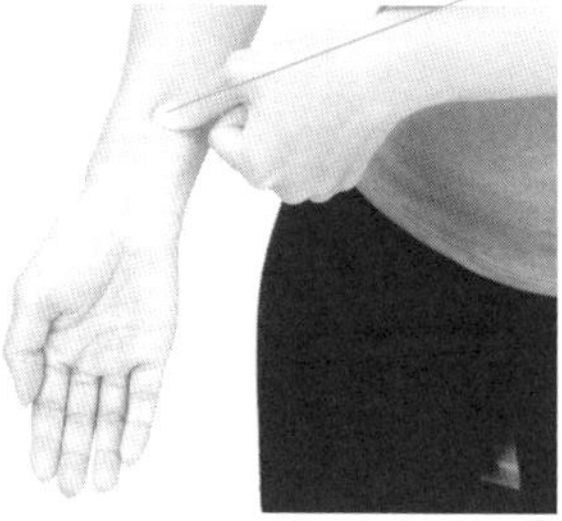

Let's ツボ押し

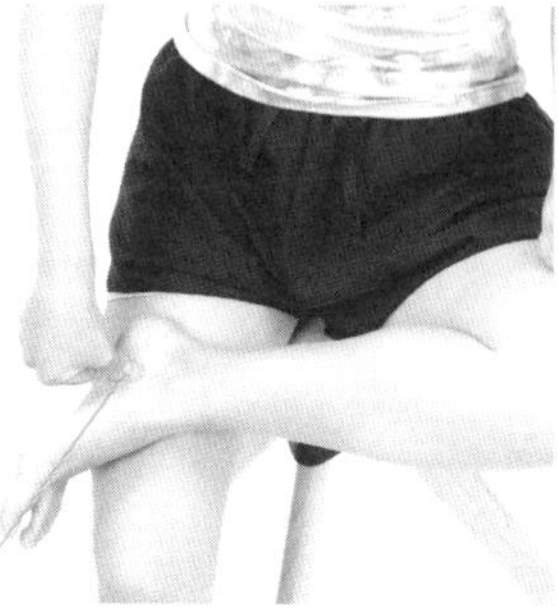

公《こう》孫《そん》 押《お》し方《かた》 平

胃と腸の動きを連動させ、動きをよくするツボです。足の親指側の側面にあります。親指の付け根にある大きな骨と内くるぶしを線でつないだ中間のあたりにあります。そのあたりを親指で、やや強めにじっくりとさするように押してください。

参考にしたいツボ　足三里 → P.67

Let's 養生

吐き気に悩まされているならショウガを持ち歩いて

ショウガは吐き気の妙薬です。吐き気をもよおしたときには、スライスした生ショウガを口に入れるだけでもスッキリしますよ。お湯の中に入れて、ショウガ湯にするのもおすすめです！　緊張しやすい人など、日常的に吐き気に悩まされている人はショウガを持ち歩いておくとよいでしょう。

なお、吐きそうなときは、生野菜のサラダやお刺身など、生もの全般と冷たいものは避けてください。また、カフェイン入りの飲みものやスパイスの効いた食事など、刺激の強いものも控えましょう。

また、吐き気に悩んでいるかたには鍼《はり》もおすすめですよ。

便秘

便秘が習慣になると治しにくい！ 精神的ストレスやホルモンの乱れが原因に

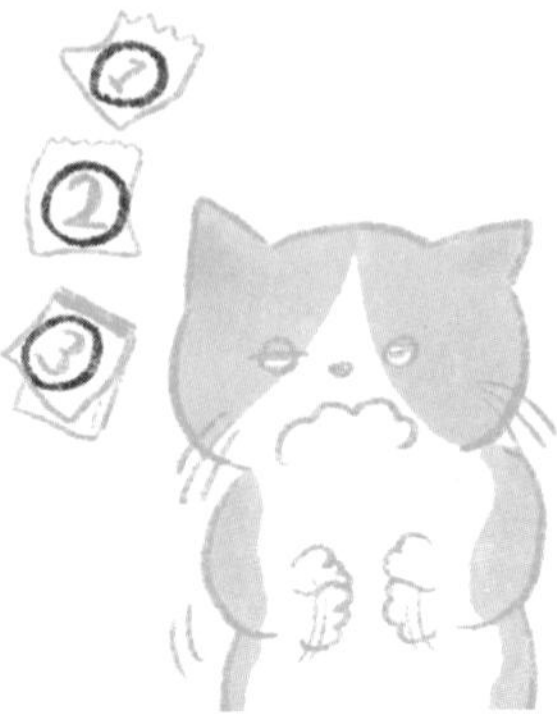

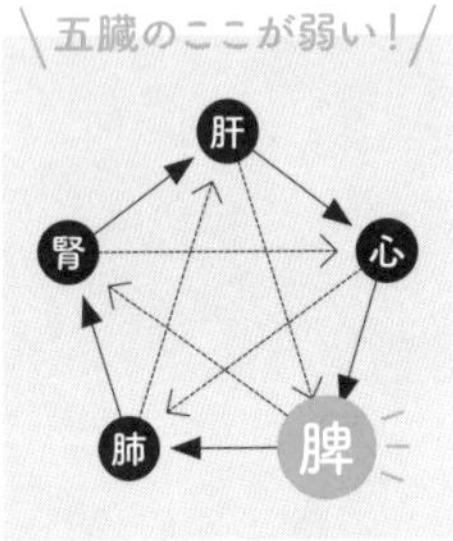

便秘は「過緊張」といって、精神的なストレスのせいで自律神経が乱れてしまい、大腸の動きが悪くなっているときになりやすいです。とくに便秘と下痢をくりかえすタイプの人は、ストレスが原因であることが多いです。

　便秘が習慣になってしまうと、治すことはとてもむずかしくなります。そのため、下剤にたよってしまう人が多いのですが、使いすぎは禁物！　漢方ではセンナやダイオウを用いた便秘薬が一般的ですが、ひんぱんに使いすぎると体が慣れて反応しなくなってしまいます。そうなる前に漢方の専門家に相談しましょう。

　また、女性は生理周期によってホルモンバランスが乱れ、それにより便秘になることも。さらに、女性は男性に比べて腹筋が弱いことが多いので、おなかの筋力が足りずに力が入らず、便がたまってしまうこともあります。

Let's ツボ押し

大《だい》巨《こ》 押し方 瀉《しゃ》

胃腸を元気にするツボです。

右の天枢よりも指３本分下です。こちらも左右両方一緒に押しましょう。片手で押すときは、親指と人さし指で両側のツボをぐっと押して、５分ほどかけて小きざみに揺らします。

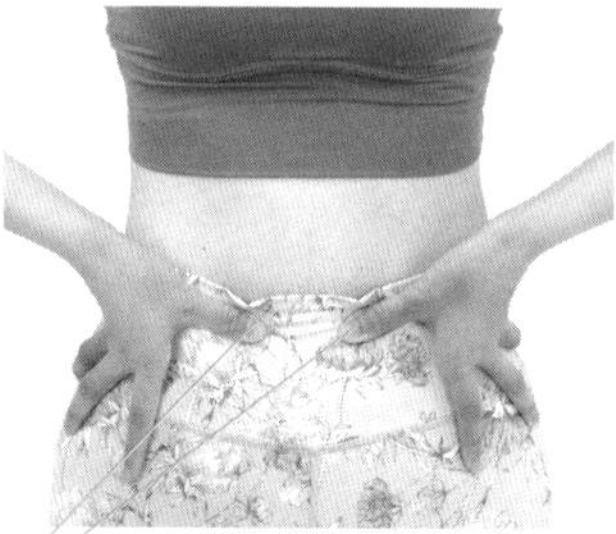

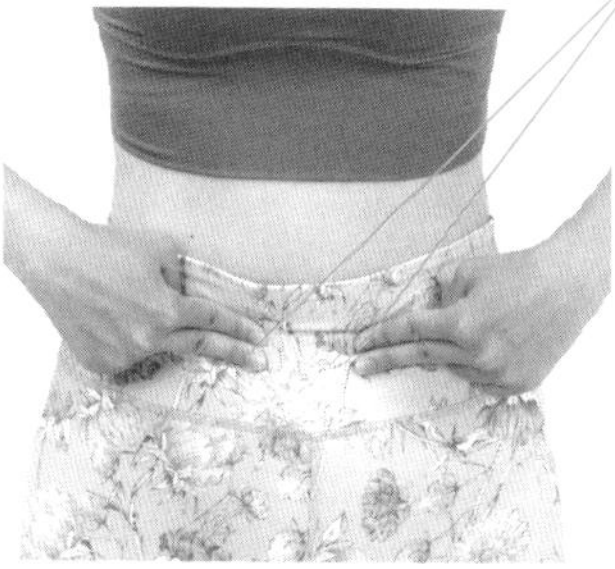

天《てん》枢《すう》 押し方 瀉《しゃ》

大腸の気が集まるツボです。ここを押して痛い人は、大腸の調子が悪い可能性大！

おへその横、指３本分外側にあります。左右とも一緒に押しましょう。片手で押すときは親指と人さし指で両側のツボをぐっと押して、５分ほどかけて小きざみに揺らしましょう。

参考にしたいツボ

上脘 → P.69
足三里 → P.67

Let's 養生

バランスボールを使って腹筋を効率よくきたえて

腸壁は「平滑筋《へいかつきん》」といって、自分の意思では動かせない筋肉でできています。そのため、腸の周りにある腹筋などの骨格筋をきたえれば、おなかに力が入れられるようになって便秘対策に。

おなかまわりをきたえるには、バランスボールがぴったり！　バランスボールの上に座って両足を上げ下げするだけで、効率よくきたえられます。ラジオ体操もおすすめですよ。

足腰が冷えて便秘になっているなら、おへそを温めましょう。おへその真上にお灸をするのも効果的。使い捨てカイロを置くだけでもＯＫですよ。

下痢・軟便

ストレスや過労で胃腸が動きすぎることで未消化のものが排出されてしまう

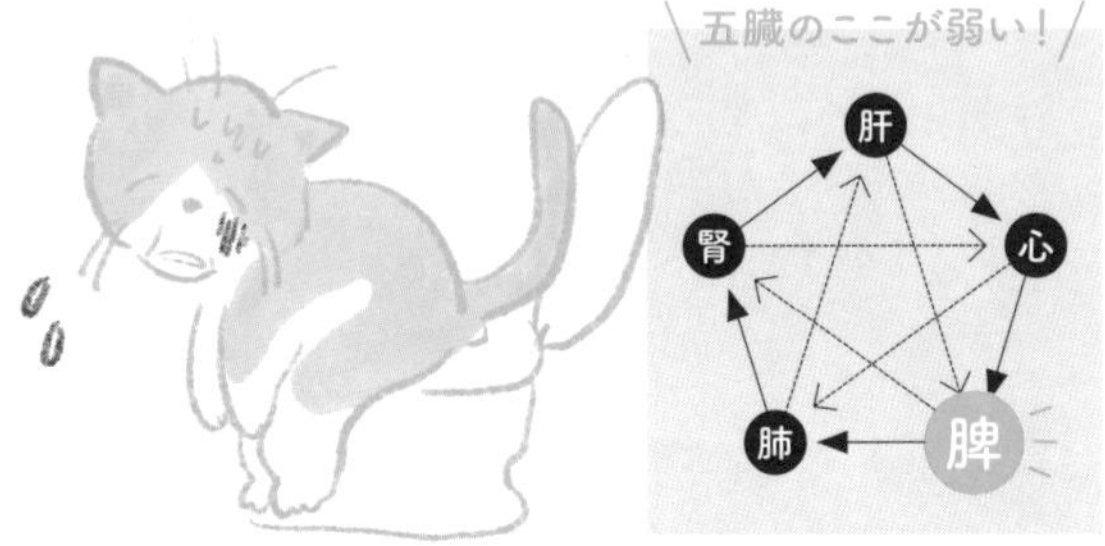

下痢は主に精神的なストレスや過労によって自律神経が乱れ、胃腸が動きすぎることで起こります。腸の動きをおさえられず、食べたものが分解・消化しきる前に排出されてしまうのです。それにより、だるさや無気力などの症状をともなうことも。

また、冷たいものや脂っこいものを飲み食いしたあとの下痢は、体にとって毒である冷たいものなどを早く出そうとする働きによるものです。その場合はあえて止めずに出し切ったほうがよいでしょう。

慢性的な下痢やストレス性の下痢の場合は止めたほうがよいので、今回ご紹介する下痢穴《げりけつ》というすごい名前のツボが有効ですよ。

なお、どちらかと言うと男性は下痢になりやすく、女性は便秘になりやすいと言われます。その理由のひとつに「男性は陽、女性は陰」という考え方があります（P・20参照）。

脾《ひ》兪《ゆ》 押し方 補

背中にある、五臓六腑《ごぞうろっぷ》の気が反応するツボ群「兪穴《ゆけつ》」のひとつなので、どの消化器系にも効果的です。

ちょうど胃の真裏あたりです。おへその真裏にある背骨より、指4本ほど上にある背骨から指2本分外側にあります。気持ちがよい程度にやさしく押しましょう。

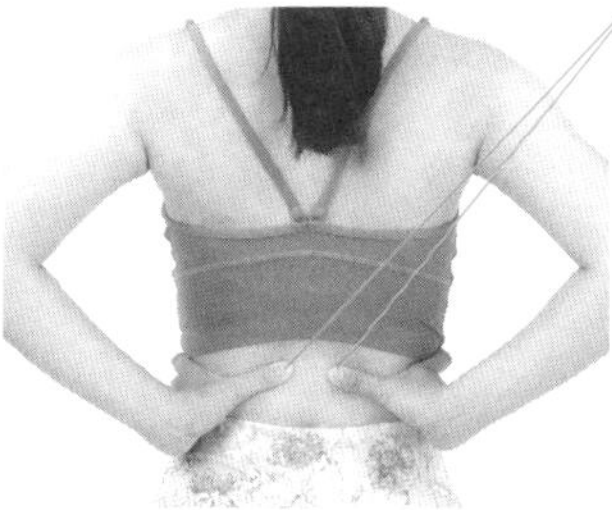

参考にしたいツボ
期門 → P.65
章門 → P.69

Let's ツボ押し

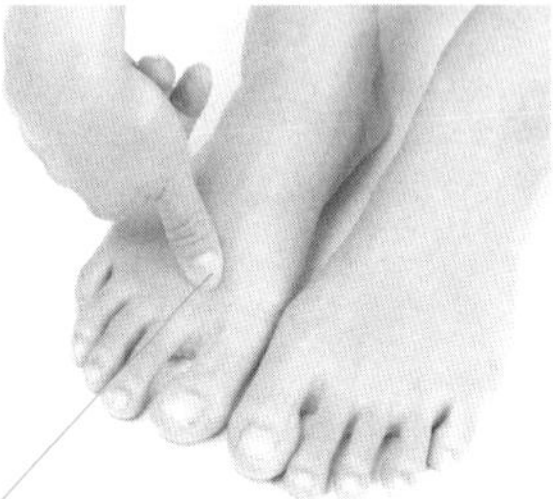

下《げ》痢《り》穴《けつ》 押し方 補

原典がなく、誰が発見したのかがわからないツボですが、下痢・軟便にとてもよく効きます。

両足の親指と人さし指の付け根の間から、足首に向かって2cmほどのところにあります。親指の先で強めに押し、小刻みに揺らして刺激してください。お灸もおすすめ！

Let's 養生

「下痢を止める」効果のあるお米を使った料理が◎

下痢の場合は「米湯」といって、水筒やスープジャーに洗ったお米を一つかみ入れ、熱湯を入れてしばらく置いたものが私（中神）のおすすめです。実はお米には「下痢を止める」という薬膳《やくぜん》的な効能があるのです。おかゆや重湯でももちろんよいです。また、野菜をくたくたになるまで煮たスープもおすすめです。とくに、にんじんには胃腸を強くする作用があるので、ぜひ入れてみてくださいね。

　ストレス性の下痢の場合は、ストレス発散が大切。ストレッチで体をゆるめるほか、40℃前後のお湯にゆったりつかるのもよいでしょう。腹巻も効果的ですよ。

原因と対処法がそれぞれ異なるタイプ別「高血圧」「低血圧」対策

【高血圧の場合】

東洋医学（中医学）において、高血圧の理由には、次の3種類があります。

①実証《じっしょう》の高血圧

体内に余分なものがたまっているせいで、血や気の流れがとどこおることで生じる高血圧です。主な原因としては、生活習慣の乱れによる痰《たん》湿《しつ》や瘀血《おけつ》、気滞《きたい》があります。

痰湿は、揚げ物や肉類、甘いものなどの食べすぎによって、体内の血がドロドロになった状態です。舌の苔がべったりと厚くついていることがあります。瘀血は薄着や運動不足、暴飲暴食などによって冷え、血流がとどこおった状態。気滞は、ストレス過多によって気のめぐりが悪くなった状態です。

血や気がとどこおると、強い圧をかけないと流れないため、高血圧につながります。高血圧のかたのほとんどがこの実証タイプで、運動不足やストレスは大敵です。

②虚証《きょしょう》の高血圧

肝・腎・心のどこかに不足があったり、弱ったりしているせいで血圧が不安定になっている状態です。肝が弱くなると血圧は不安定になります。腎が弱ると全身の血のめぐりが悪くなって、血液を押し出す力が弱くなるため、下半身の血流が弱まって、血圧が上がります。ストレスや不安などによって、心に負荷がかかることでも血圧は上がります。

このケースは、しっかりと休む時間を作ることが大切です。きちんと食べ、よく眠る日を確保するようにしましょう。なお、高齢者の高血圧はほとんどが腎の弱りにあります。加齢にともない、血圧が上がったかたは補腎を心がけましょう。

③虚実《きょじつ》挟《きょう》雑証《ざつしょう》の高血圧

これは①と②が混ざっているパターンです。高齢者に多く、加齢にともなって内臓が弱ったせいで血流が悪くなったうえ、食事などの生活習慣も乱れているせいで血がドロドロになっています。この場合、生活習慣の改善のほか、冷えている場合は関元（P・56）と三陰交（P・100）にお灸をするのも効果的です。

◆高血圧の漢方薬

高血圧の治療としては「冠元顆粒《かんげんかりゅう》」が有名ですが、②の虚証のかたには効果がない場合があります。②のタイプの場合は、気・血・水のどれが足りないか、肝・心・腎のどこが弱いかによって使う薬が変わります。高齢で冷えをともなうなら「八味地黄丸《はちみじおうがん》」、高齢でのぼせやほてりをともなうなら「六味地黄丸《ろくみじおうがん》」がよいでしょう。

また、高血圧によって、めまいやふらつきなどの不調がある場合は「釣藤散《ちょうとうさん》」が効果的です。

＊＊＊

【低血圧の場合】

東洋医学において、低血圧の理由は陽（火）が足りないせい、つまりエネルギー不足が原因です。主に次の3種類があります。

①脾腎陽虚《ひじんようきょ》

胃腸が弱っているせいで、血を流すためのエネルギーが不足している状態。体を温める力が弱っており、とくに下半身の冷えや頻尿、食欲不振、下痢などの症状がみられます。

まずは胃腸を元気にすること。冷たいもの、脂っこいもの、味の濃いもの、甘いものなどを食べすぎていないか、食事内容を見直しましょう。胃腸がととのったら、肉や魚もとり入れて、エネルギーを回復させてください。朝食をきちんと食べることも、胃腸をととのえるためには大切です。

②気血《きけつ》不足

気が不足していることで、血を流すためのエネルギーが足りずに低血圧になっているケースです。元気がなくなるほか、疲れやすい、眠れない、食欲がない、不安が強い、肌が乾燥するなどの症状があります。

気血が不足した原因として、消耗

Column

したせいか、そもそも供給ができていないかの2パターンがあります。

前者は、働きすぎや動きすぎ、生理や怪我での出血のしすぎが考えられるので、疲れをためないように適度な休息をとりましょう。後者は、食事を見直すのが先決です。このタイプのかたに「菓子パンをごはんにしている」なんて言う人が意外と多いのですが、すぐにやめましょう。エネルギーのもとになる肉や魚を適度にとってください。

③陰陽両虚《いんようりょうきょ》

腎のなかには本来、生命の根幹である「火（腎陽）」と「水（腎陰）」がありますが、このタイプはそれが不足したせいで腎機能が弱まり、低血圧を引き起こします。高齢のかたに多く、一度なると治りにくい厄介なタイプです。

冷えと乾燥がセットになっている症状が多く、芯は冷えているのに手足が熱くなったり、のぼせたり、口が乾燥したりします。また、呼吸器系が弱くなったり、食欲が落ちたり、薬が効きにくくなったりとさまざまな不調が出ます。

補腎の養生（P・50）をすることが大切です。早く寝て、体によいものを食べ、しっかり動くというシンプルな生活を心がけてください。前述のとおり、一度なると治りにくいので、傾向のあるかたは40～50代までに治しておくことが望ましいでしょう。

◆低血圧の漢方薬

①のかたには「八味地黄丸《はちみじおうがん》」や「六君子湯《りっくんしとう》」、「附子理中湯《ぶしりちゅうとう》」を。

②のかたには、気血をおぎなう「人参養栄湯《にんじんようえいとう》」や「十全大補湯《じゅうぜんたいほとう》」がよく使われます。

③の場合は陰陽どちらもおぎなえる「八味地黄丸《はちみじおうがん》」や「参馬補腎丸《じんばほじんがん》」がおすすめです。そこへ、状態にあわせて陰と陽で足りないものをおぎなう薬を吟味するとよいでしょう。

ただ、陰陽どちらも弱っている場合、先に胃腸をととのえる対策を優先してください。

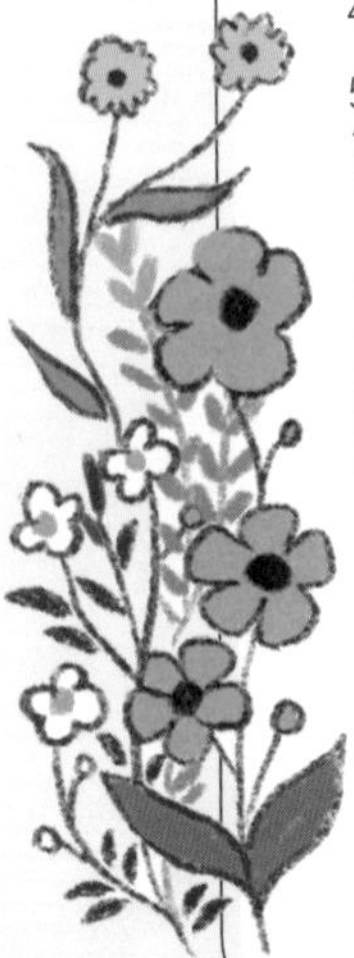

PART

3

女性に多いお悩み

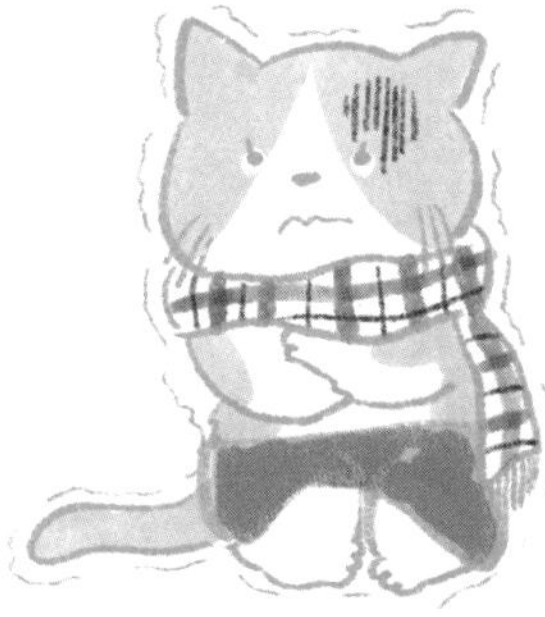

冷えやむくみから、生理にかんする諸症状、
さらに不妊まで、
悩んで相談に来る女性の多い症状をまとめました。

女性に多いお悩みにはこんなものがあります

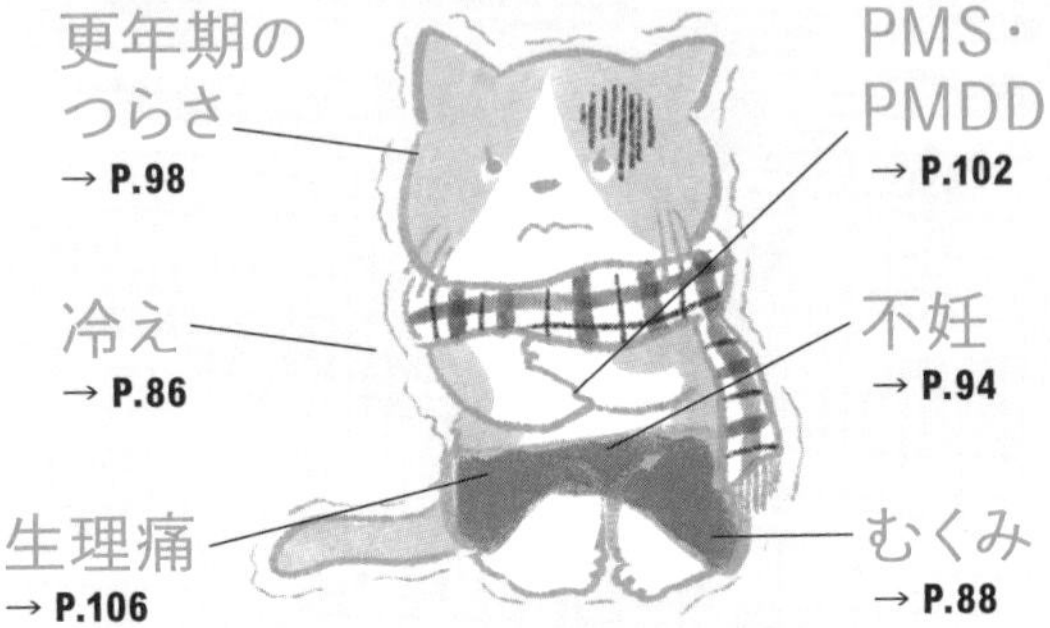

更年期のつらさ
→ P.98
PMS・PMDD
→ P.102
冷え
→ P.86
不妊
→ P.94
生理痛
→ P.106
むくみ
→ P.88

婦人科系の不調なら なによりも睡眠の確保が大切

とくにPMSやPMDD、生理痛、更年期のお悩みで漢方薬局・薬店や鍼灸《しんきゅう》院に来るかたは多いです。それは長い歴史の間「それらの症状には東洋医学（中医学）がよい」というのが口コミで伝わった結果でしょう。

私たちがお悩みを聞いていて思うのは「睡眠不足のかたが多い」ということ。逆に、きちんと寝ていて婦人科系のトラブルをかかえている人は、かなり少ないです。

なかでもPMSやPMDD、不妊は睡眠とのかかわりが深く、改善するには質のよい睡眠が欠かせません。ちょっと極端なことを言うならば、生理前にどうしても「寝る前にチョコレートを食べる」ことと「夜更かしして睡眠不足になる」ことのどちらかがしたいなら、まだ前者のほうがマシというくらい、睡眠は大切です。

私たちはいろいろな養生をすすめますが、睡眠の力は圧倒的に強い。人の体は寝ている間に、悪いところを修復しています。でも、睡眠不足では修復する時間が足りず、どんなに養生を頑張ったとしても、治るスピードは遅くなるのです。もし私たちのもとに「婦人科系の悩みがあ

睡眠にまさるものはなし！
どんな養生を頑張るよりも
まず質のよい睡眠を心がけて

るけれど、忙しくて睡眠時間は増やせない」というかたがいらしたら、改善するのにかなり時間がかかるでしょう。

　江戸時代にベストセラーになった、儒学者・貝原益軒による養生の指南書「養生訓」には「養生とはつつしみである」と書かれています。不調があるときは、食べたいものや飲みたいものを我慢して、きちんと早く寝ること。

　なお、更年期の場合は腎《じん》を、PMS・PMDDの場合は血《けつ》をおぎなうことも大切です。

冷えやむくみを治すと一気に体重が落ちる人もいる

　冷えやむくみも漢方相談でよくあがるトピックスですが、多いのが「太っていると思いこんでいたけれど、実はむくみだった」というケース。以前、養生やツボを使って1年でむくみを解消し、10キロも体重が落ちたかたがいます。それは極端な例ですが、むくみを解消して2〜3キロ落ちるかたは多いですね。

　冷えやむくみに関しては温めることが効果的なので、今回ご紹介したツボにお灸《きゅう》をするのもおすすめです。また、温かければよいだろうとホットドリンクを飲むかたがいますが、体に水がたまって悪化することがあるのでご注意を。

冷え

温めれば治るのか、温めても治らないのかで原因が異なる

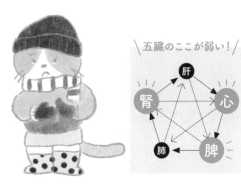

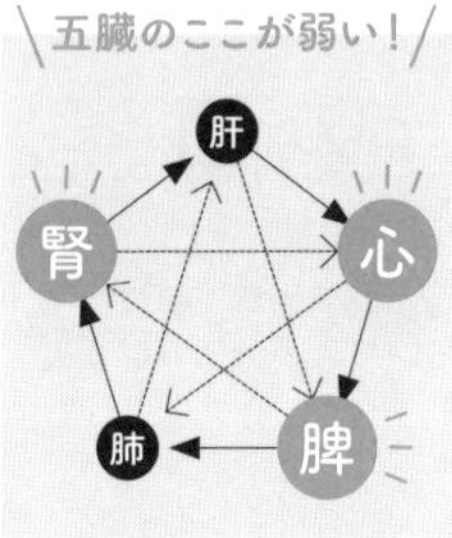

冷えに悩まされている場合、自分で温めれば治るのか、それとも温めても治らないのかで、原因と対策が変わってきます。

●温めれば治る場合

…冷えの原因としては、疲れによって体内のエネルギーが不足しているか、目や頭を使いすぎて血液が消耗しているか、そもそもの生命力が落ちているかのどれかが多いです。また、末端が冷えているなら、過度なストレスも考えられます。

●温めても治らない場合

…体内に余分な水がたまっていることが原因で、理由として多いのが水分や冷たいもの、甘いもののとりすぎです。また、女性は筋肉量が少ないので、そもそも冷えやすいです。65歳以上の場合、体を温める機能自体が低下していることもあります。

なお、足は冷たくて頭は熱い「冷えのぼせ」タイプの場合、体内の気と血《けつ》がとどこおっていることが原因のことが多いです。

八《はっ》風《ぷう》穴《けつ》 押し方 補

手足の冷えにピンポイントで効くツボです。すべての足の「水かき（指の股《また》）」にあり、左右の足で計8つなので、この名がつきました。

股のところに手の指をはさみ、軽く圧をかけましょう。じんわりと温まってくるまで、ゆっくりおこなってください。

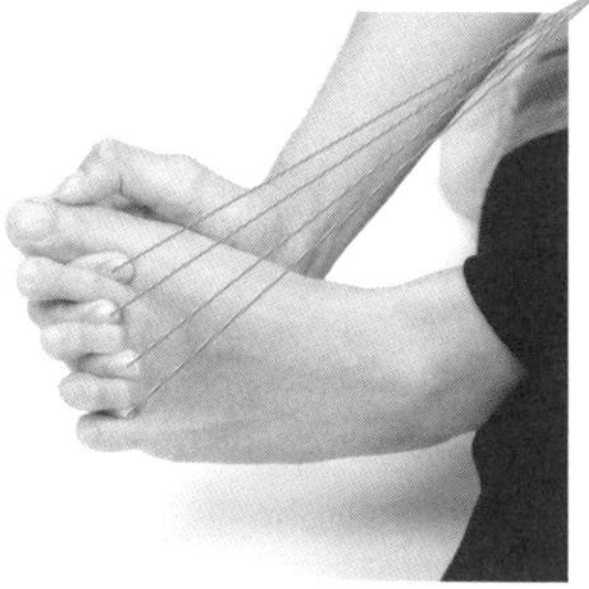

参考にしたいツボ　関元→P.56

Let's ツボ押し

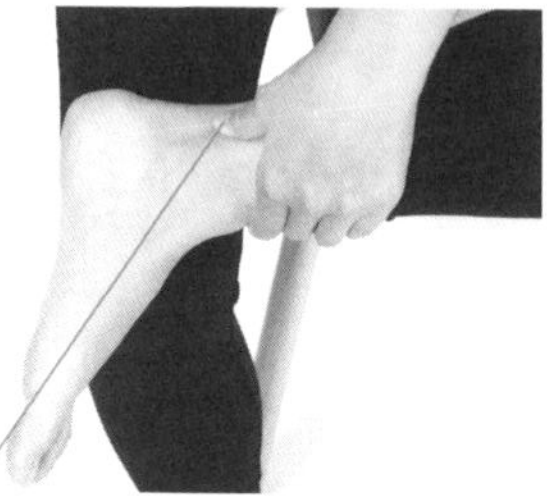

復《ふく》溜《りゅう》 押し方 補

アキレス腱《けん》のすぐ横、内くるぶしから指3本分上にある、腎をおぎなうツボです。気持ちがいいくらいの強さで、じっくりと押してください。

効いてくるまで時間がかかるツボです。効果が出てくるまで、気長に頑張りましょう。お灸を使うのも効果的です。

Let's 養生

おなかを温め、冷えを散らす中国のスパイス「五香粉《ごこうふん》」を

体を芯《しん》から温めるスパイスを上手に活用しましょう。「五香粉」という、中国料理の香辛料があります。スターアニス（八角）やクローブ（ういきょう）、シナモン、山椒《さんしょう》（または花椒《かしょう》）などを混合した香辛料で、これには東洋医学で「温裏散寒《おんりさんかん》」と呼ばれる、おなかを温めて冷えを散らす効果があります。牛乳や豆乳など、ミルク系のものに入れると合いますよ。また、スリランカのスパイスティー「サマハン」も、上半身が冷えているときにおすすめです。

それから、日光をたっぷり浴びて「気」をおぎないましょう。できれば背中に浴びるといいですよ。

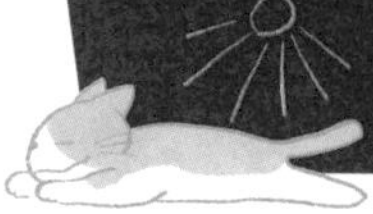

女性に多いお悩み

むくみ

むくみの原因は「脾《ひ》」「肺」「腎」にあり！ すべての悩みを2つのツボで解消

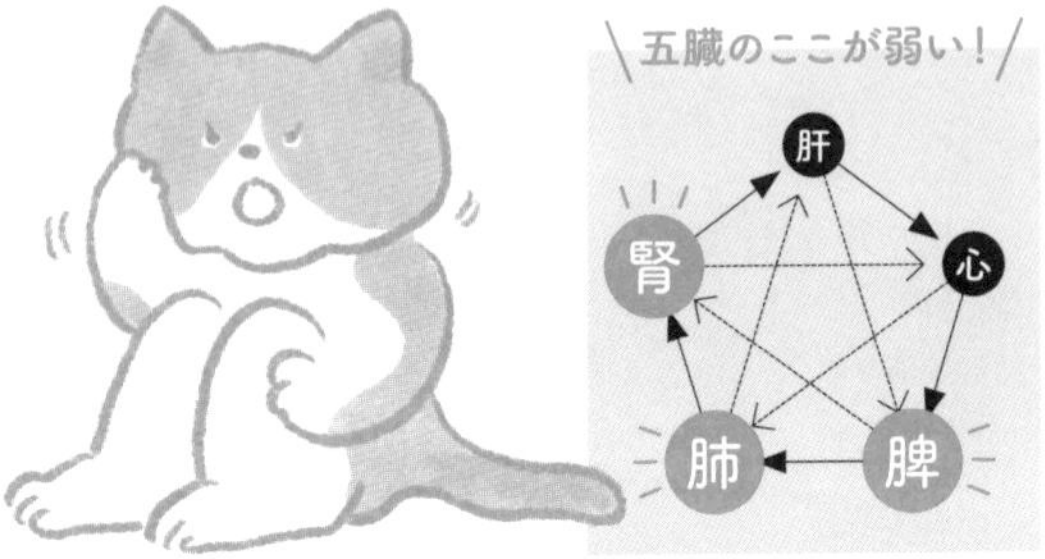

夕方になると足がむくんでパンパンになるかたは多いですよね。むくみやすくなる原因には、次の3つが考えられます。

①胃腸がうまく動いていないせいで、体内できちんと水が吸収されず、余分なゴミがたまってしまった状態。さらに、胃腸系をつかさどる「脾」と筋肉はつながっているので、脾が弱ると筋肉に栄養が届かなくなり、むくみやすくなります。

②運動不足などで「肺」の働きが弱くなって、体内の水分を排出する力が弱くなっている場合。

③体内にある水の出口である腎臓の働きが弱くなり、水がきちんと排出されていない場合。

これら3つの理由は陰陵泉《いんりょうせん》と豊隆《ほうりゅう》の2つのツボを使えば、水が排出されやすくなるので解消するはずです。

むくみにはツボ押しも鍼《はり》も漢方薬もよく効きますが、そもそもむくみを慢性化させないことも大切。きちんと養生するだけで、8割くらいは治ります。

これまでむくみに悩む患者さんたちをみてきて、やはり水を飲みすぎているパターンが多いと感じます。ある患者さんは、筋トレの習慣があって一日に4リットルも水を飲んでいたのですが、ひどいむくみに悩まされていました。そこで「水を飲んでもいいけれど、一気にがぶがぶ飲まず、ひと口ずつ飲むように」とアドバイスをしたら、2カ月でむくみがとれました。水分のとりかたについてはP・91も参考にしてください。

Let's ツボ押し

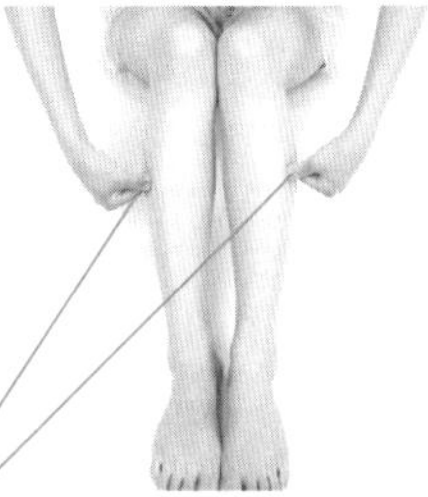

陰《いん》陵《りょう》泉《せん》　押し方 補

水を必要なところにはこびつつ、余分な水分を排出する働きのあるツボです。

ひざの内側、ひざのお皿の下側にある大きな骨から指4本分下にあります。長めに3〜5分かけ、じっくり押し続けましょう。

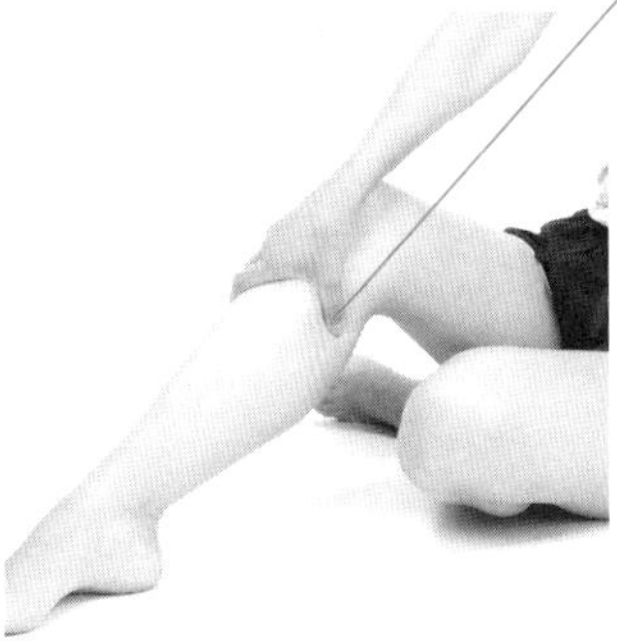

参考にしたいツボ　復溜 → P.87

豊《ほう》隆《りゅう》　押し方 瀉《しゃ》

こちらも余分な水分を抜いてくれる働きがあります。

ひざと足首のちょうど真ん中、すねの少し外側にあります。手の親指で、強めにぐっと押しこんでください。

冷えているときは温めて溶かすイメージで、お灸をするのもおすすめです。

Let's 養生

お家《うち》で簡単につくれる「あずき汁」で水分を出す

毎日10回でよいので屈伸やスクワットをして、筋肉を動かしましょう。下半身の筋肉量が少ないと血液やリンパ液が心臓にもどらず、めぐりが悪くなってむくんでしまいます。

また、足のマッサージも効果的です。土踏まずをもんだり、足首を回したり、ふくらはぎをさすったりすることで血管が動き、血が心臓にもどる助けになります。足の先から体の中心に向けて、下から上へとマッサージするのが基本です。

それから、むくみやすい人は甘いものが好きで、そのせいで血液がドロドロになって流れにくくなっていることも多々あります。とくに洋菓子は避けてほしいですね。どうしても甘いものがほしいなら、果物か和菓子がおすすめです。

あずきは体内の水分調整をして、水ハケをよくする働きがあります。漢方にはあずきを用いた「赤小豆《せきしょうず》鯉魚湯《りぎょとう》」という、むくみをとって元気をおぎなう処方もあるほどです。

市販のあずき茶でもよいですが、どれだけあずきが使用されているかわからないので、自家製がおすすめ。50gのあずきを1リットルの水につけ、弱火で15~20分煮てください(砂糖は入れないこと!)。それを1回150ccずつ、一日に2回飲みましょう。冷蔵庫で保存して、飲むときは常温または少し温めるのがおすすめです。利尿作用にすぐれているので、余分な水分がたまっている人はトイレの回数が増えるはずです。

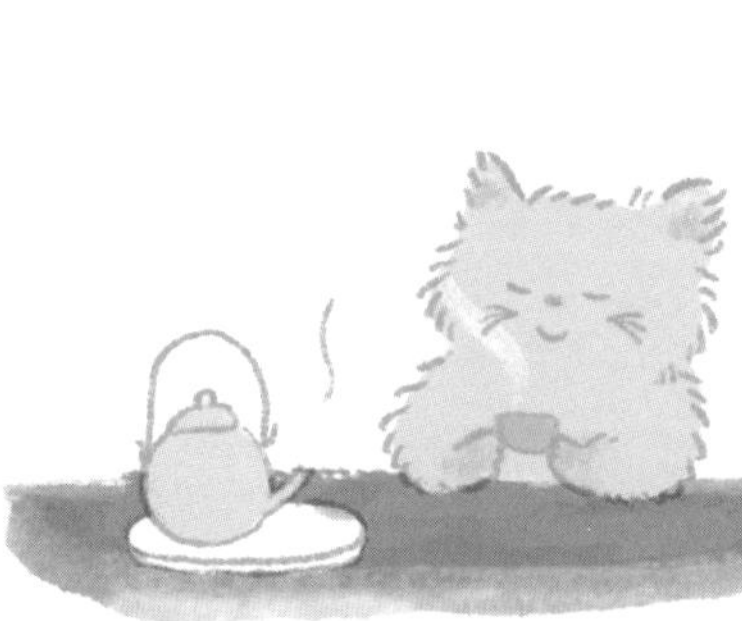

Column

現代人は水分をとりすぎている？必要な水分量と飲みかたのポイント

よく雑誌などにモデルさんが登場して「ダイエットや健康のために水を一日2L飲んでいます」なんて発言しているのを見かけます。それを真似して、頑張って水2Lを飲んでいるかたはとても多いようです。

もちろん体内の循環は大切なので、きちんと発汗して適度に飲むのはよいことです。でも、ちょっと考えてみてください。私たちはそれぞれ、体格も違えば、住んでいる環境の湿度、運動による発汗量、食事の内容も違いますよね。それなのに、どうして一律で「2Lが必要」と言えるのでしょうか？

これまで多くのかたの相談を聞いてきて、基本的に「水を飲みすぎている人が多い」と感じています。水分をとりすぎているせいで、むくんでいる人もいれば、胃酸が薄まったせいで消化力や殺菌力が落ちている人もいたり、食べたものを水で流し込んでしまって胃腸に負担がかかっている人もいます。

水の飲みすぎで腎臓や膀胱《ぼうこう》に負担がかかった結果、腎機能障害や水中毒（低ナトリウム血症）が引き起こされる場合があります。症状としては、めまいや頭痛、多尿・頻尿、下痢などがあります。

そもそも、私たちは普段、食事からも水分をとっています。味噌汁やスープのほか、ごはんや野菜、肉や魚にも水分は含まれています。調理の際にも、水や酒、みりんなども使われています。人によって異なりますが、朝・昼・晩いずれもごはんと味噌汁を食べている場合、飲みものから摂取できる水分量はおよそ800㎖と言われています。

漢方相談の際は相談者さんの生活習慣――運動習慣（発汗量）、食事の内容、排尿回数など――を細かく聞いて、必要な水分量を決めています（医師の指示がある場合をのぞく）。生活全体を見てはじめて、その人に必要な水分量が決まるので、なにがなんでも「2L飲まないといけない」と決めないほうがよいでしょう。

一日あたりの排尿回数も、摂取している水分量を知る目安となります。24時間で5～8回の排尿回数がベストとされているので、10回以上も出るようならば水分のとりすぎかもしれません。

水分をとるときは、次のルールを参考にしてください。

●寝起きの水は
温かい白湯がおすすめ

…人は寝ているときに体温が下がっているので、寝起きに冷たいものをとるとさらに体が冷え、血行が悪くなります。温かい白湯にしましょう。

ただし、飲みたくないときは無理に飲まなくてOKです。

●普段飲むものは常温に!

…とくに暑い時期は冷たいものをとりがちですが、そうすると脾と胃が弱って、食欲不振や下痢などを引き起こします。常温または温かいものを飲みましょう。なお、「常温」の解釈にも注意しましょう。常温とは、体温以上のものをさしますので、体温よりも低い温度のものはすべて「冷たいもの」となります。

●一気にがぶがぶ飲まず、
少しずつゆっくりと飲む

…水が吸収されるスピードは点滴が落ちるくらいゆっくり。のどが渇いているとがぶがぶ飲んでしまいがちですが、水分は一気に飲んでも吸収されません。ひと口ずつ、ゆっくり飲むのが基本です。

●水分補給はのどが渇いたら

…健康な大人であれば、のどが渇いていないのに水分をとる必要はありません。ただし、暑い場所にいるときや発汗しているとき、また高齢者や子どもはのどの渇きを感じにくいので、こまめに飲んだほうがよいでしょう。

●食事中はなるべく
飲みものを飲まない

…胃酸を薄めてしまうので、食事中は水などの飲みものをとらないほうがベター。味噌汁やスープはなるべく食前に。

なお、飲みものの種類にも注意が

Column

必要です。甘いジュースや甘い炭酸飲料、アルコール飲料はうるおいをおぎなうより、痰湿《たんしつ》（P・132）を生み出す可能性が高いので、避けたほうがよいでしょう。また、カフェイン飲料のなかでも濃いお茶や濃いコーヒーは避けてください。さらにコーヒーは、東洋医学（中医学）では「利水《りすい》」といって、水分を排出し、飲みすぎるとうるおいを減らしてしまう作用があります。

　できるだけ水（白湯）にするか、ノンカフェインのお茶（麦茶や黒豆茶）を飲むようにしましょう。

　それから「冷え性だから」といって温かい飲みものをたくさん飲む人もいますが、それが逆効果になることもあります。冷え性を改善する目的で水分をとりすぎると、体内に水がたまって余計に冷えやすくなってしまうのです。単にそのときだけ寒くて、温かいものを飲んで暖をとるのならよいのですが、冷え性を改善する目的なら気をつけたほうがよいでしょう。冷え性を治したいなら、P・86をご覧ください。

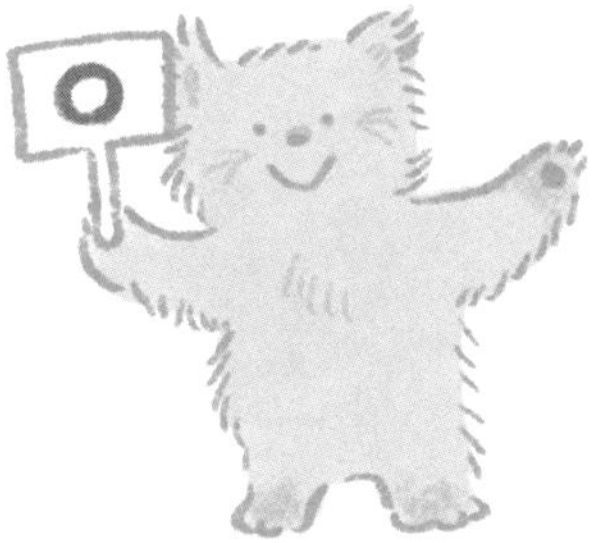

女性に多いお悩み

不妊

妊娠では、おなかにいる子どもに元気な「精」を与えられることが重要

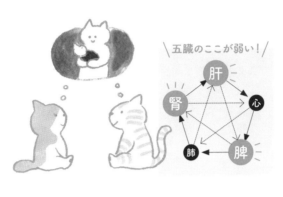

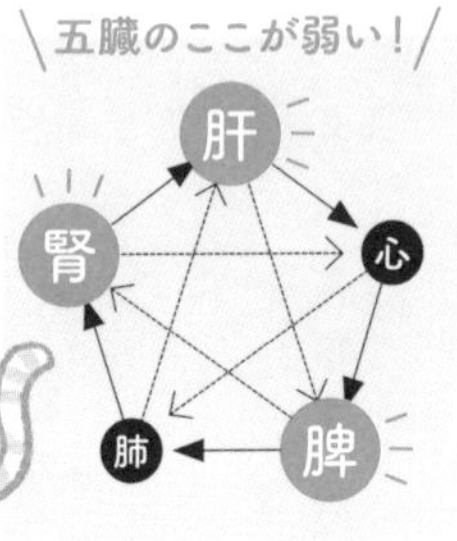

不妊にはさまざまな原因がありますが、ざっくり言うと「脾」「肝」「腎」の3つが健康でないと、妊娠する力は弱くなってしまいます。

　妊娠をするには「精」が必要になります(P・101参照)。「精がつく食べもの」という言葉がありますが、その「精」のことで、東洋医学(中医学)においては生命力や本質的なエネルギーの概念をさします。おなかのなかで命をはぐくむということは、精を与えること。親から子に精が受け継がれ、子はその精をもとに成長していくので、親の側に精が十分にあるかどうかが、妊娠のためには大切なポイントになります。

　精をつくりだす場所は脾で、そこでつくられた精は肝をとおって、腎に送りこまれます。つまり、妊娠するには、脾と肝と腎の3つが元気で、うまく連携できることが大切なのです。脾が弱っていたら精が生み出さ

れず、肝が弱っていたら精が元気でも腎には送りこまれず、腎が弱っていたらせっかくはこばれてきた精もきちんとたくわえられません。

脾と肝と腎、それぞれが弱った原因を突きとめる

しかし、「脾と肝と腎を元気にすればいい」という単純な話でもありません。どこに問題があるかは人によって変わってきますし、弱ってしまった原因も多々あるからです。

脾が弱る原因として不摂生や食生活の偏りがありますが、仮に精のつくものを食べまくったとしても、それらを消化吸収できるくらいに脾（胃腸）がととのっていなければ意味がありません。また、肝や腎が弱くなる原因には、寝不足のほか、頭や目の使いすぎのこともあります。私たちはカウンセリングをとおして、その原因を明らかにして、対策しています。

ただ、不摂生をしていても子どもができることもあるのが、人間の体のむずかしいところです。生活習慣に気をつけ、適切な漢方薬をとり入れることで妊娠のパーセンテージをあげることはできますが、人の体にはそれぞれポテンシャルがあります。どんなに注意しても子どもができないケースは出てくることを、いつも痛感しています。

不妊症の治療には男性パートナーの協力が必須《ひっす》

なお、不妊のお悩みをかかえて来院するのはほとんどが女性ですが、不妊になっている原因が男性側にあることも多く、「男性に不妊症の原因が見つかるカップルは48％」というデータ※もあります。年齢とともに精子も老化しますし、男性も加齢にともなって妊娠させる能力が低下することがあります。

不妊症の治療は、どうしても女性側の負担が大きくなるの

※世界保健機関WHOが発表した不妊症原因の統計結果によるもの

で、パートナーである男性の理解と協力は不可欠です。ぜひ男性は率先して病院の予約や診察の申し込みをおこない、パートナーと一緒に診察を受けてください。

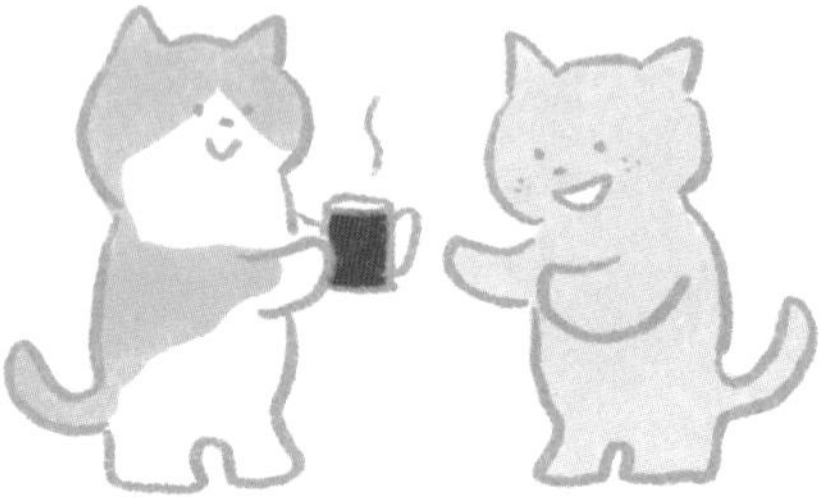

Let's ツボ押し

腎《じん》兪《ゆ》 補

押し方

おへその真裏にあるツボです。背骨をはさんで指２本分外側にあり、腰に手をあてたときちょうど親指があたる位置にあります。気持ちいいくらいの強さで、親指で押しこんでください。

子宝について相談されたときはかならず、このツボをおすすめします。ひとりでは押しにくいので、パートナーに押してもらうとスキンシップにもなりますよ。

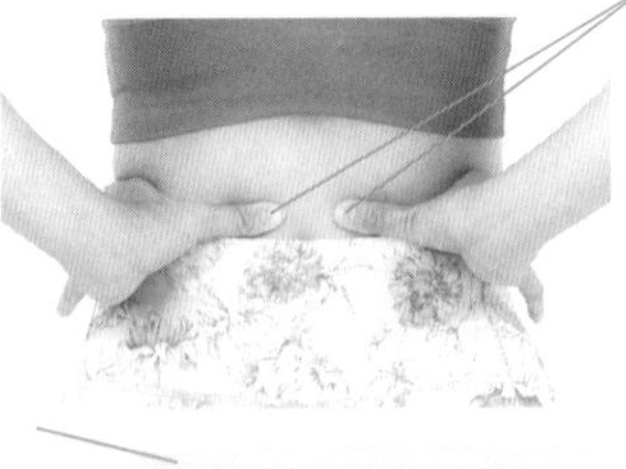

参考にしたいツボ　三陰交 → P.100

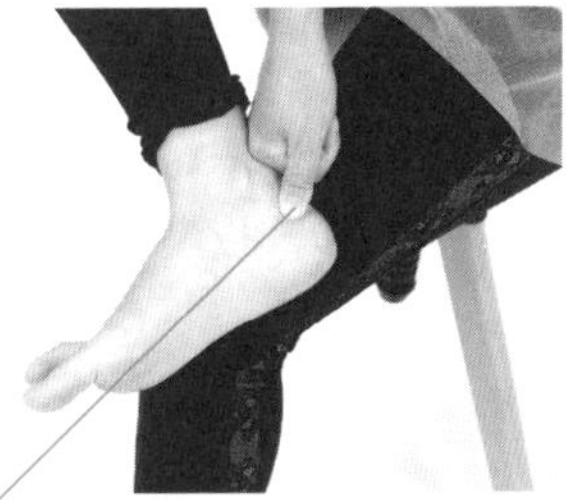

大《だい》鐘《しょう》 補

押し方

かかとの内側にあるツボです。内くるぶしから、アキレス腱に向かう途中にへこみがありますが、そのへこみから親指１本分かかと寄りにあります。やさしく、気持ちいいくらいの強さで押しましょう。

ここは「腎の精」といって、子どもをつくるために必要なエネルギーをやしなうツボだといわれています。

Let's 養生

22時から8時間睡眠を！あっさり味の和食メインに

私（中神）が中国や台湾で東洋医学の研修を受けていたとき、不妊についてどの先生もかならず言うのが「22時に就寝しなさい」「8時間寝なさい」ということでした。なかには「22時に眠れないなら、いくら漢方薬を飲んでもむずかしいから、私のところでは診ない」という先生もいたほどです。

現代社会でそれを実現するのがむずかしい場合もあることはわかっていますが、やはり不妊で悩まれるかたには睡眠を大切にしてほしいと思います。仕事が忙しく、帰宅して夜ごはんを食べたらもう0時……という生活もあるでしょう。しかし、妊娠を希望するのであれば、できるだけ日付が変わる前に眠ることが望ましいです。なお、22時がよいといわれるのは「子午流注《しごるちゅう》（P.176）」の考え方からきています。

それから食事をととのえることも大切です。母体を強くするために、できるだけあっさりした味のものを食べ、胃腸を元気にたもちましょう。脂っこいものや甘いもの、塩分が強いものは避けてください。わが家（櫻井）もかつて不妊治療をしていたときは、まず食生活を改善し、めざしの焼き物や煮物のようなシンプルな和食をメインにしていました。

また、腎をおぎなう「参茸補血《さんじょうほけつ》丸《がん》」「参馬補腎丸《じんばほじんがん》」「杞菊地黄丸《こぎくじおうがん》」「海馬補腎丸《かいばほじんがん》」「亀鹿仙《きろくせん》」「亀鹿霊仙《きろくれいせん》」「海精宝《かいせいほう》」などといった漢方薬もうまく使うとよいでしょう。

Column

不妊治療の漢方薬はおいくら？

不妊治療のときに漢方薬もすすめていますが、3種類以上の薬を組み合わせることが多いので、金額が高くなります。たとえば30代の患者さんでは月に2～3万円、40代では月に3～4万円は最低でもかかるのが一般的です。私（櫻井）のところでは、月に4～5万円のかたが多く、10万円以上かけるかたもいます。その金額が無駄にならないよう、生活を聞きながら「いつ何を飲むか」を記したスケジュールをつくっています。

女性に多いお悩み

更年期のつらさ

ホルモンバランスの乱れと「肝」と「腎」の弱りが原因に

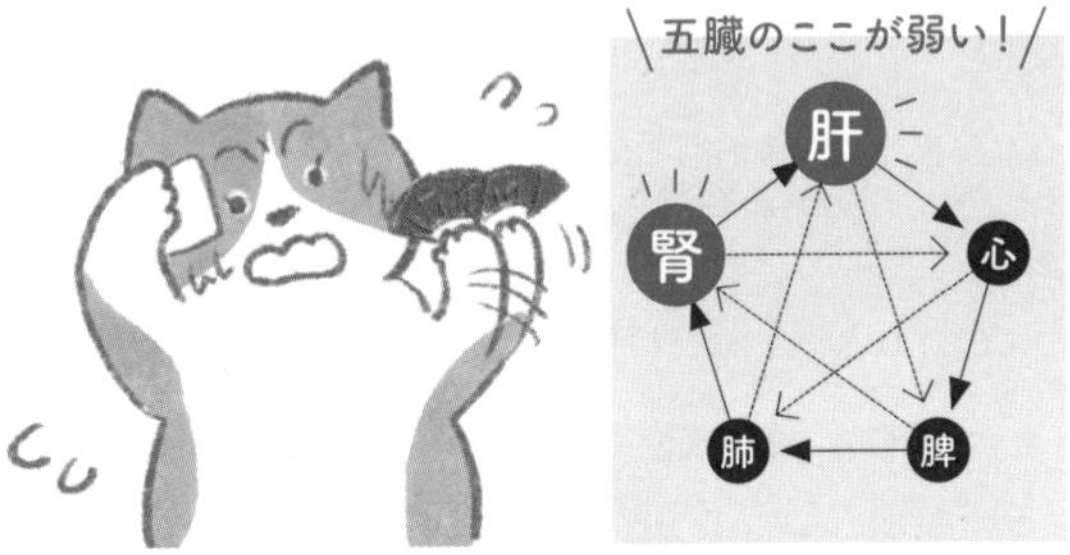

40代なかばあたりから、男女ともにホルモンをコントロールする機能が低下することで、ホルモン量が減っていきます。更年期はそのころから10年ほどをさし、女性の場合は閉経の前後10年ほどにあたることが多いです。

東洋医学（中医学）でみると、そのあたりの年齢になると主に「肝」と「腎」が弱っていきます。肝が弱ると血流や脈拍、体温、情緒のコントロールがしづらくなり、腎の弱りは骨のおとろえや思考力の低下、性欲の減退をもたらします。それにともない、一般的にはほてりやのぼせ、気力低下、うつや不安感、体形の変化などがあらわれますが、人によって症状はさまざまです。漢方で治療する場合は、肝と腎をおぎないながら、それぞれの状態にあわせて調整していきます。

なお、更年期に苦しんだ親がいる場合、遺伝的に受け継ぐことがあるので、早めの予防が必要です。なぜなら、腎に関係するものは遺伝しやすいからです。また、更年期の症状は性格にも左右されます。たとえば「のぼせ」という症状ひとつとっても、それをポジティブにとらえるか、ネガティブにとらえるかで重さが変わってくるので、患者さんの性格にあわせた治療も大切です。

今回紹介したツボのうち、「補」である肝兪《かんゆ》と三陰交《さんいんこう》は更年期のすべての症状に効果的です。瀉《しゃ》である百会《ひゃくえ》と大椎《だいつい》は、のぼせやイライラ、肩こり、動悸《どうき》、耳鳴り、口のかわき、不眠のときに適しています。

Let's 養生

腎が強い鹿の肉が補腎食材としておすすめ

少しでも更年期の症状をおだやかにするには、年齢とともに減ってしまうホルモンのバランスをととのえる努力が大切です。

東洋医学でホルモンを管轄するのは腎ですので、腎をおぎなう補腎食材（P．51）を食べましょう。とくにおすすめなのは鹿肉です。鹿肉はビタミンもミネラルも豊富で、たんぱく質も多く、低カロリー。しかも、鹿は繁殖能力が高く、腎が強い動物です。漢方薬でも、鹿の角（鹿茸《ろくじょう》と呼ばれる、できたばかりの角）をスライスしたものが、補腎剤として代表的な生薬となっているほどです。

漢方薬も補腎がベースになります。鍼治療もありますが、鍼はあくまで表面的なところをおぎなうだけなので、根本的な治療をするには漢方薬をうまく使ったほうがいいですね。「亀鹿二仙膠《きろくにせんきょう》」がとてもよく効きます。日本では、シロップ状の「亀鹿仙《きろくせん》」や粉末の「亀鹿霊仙廣《きろくれいせんこう》」として販売されていて、万人に使いやすいお薬です。

また、補腎のベースの養生（P．50参照）も最低限おこないましょう。とくに睡眠は重要ですよ。

更年期はすでに腎が弱って症状が出はじめてから治すのは大変なので、できるだけ更年期に入る前から、漢方薬などで補腎しておくのがおすすめです。早めに対策しておくと、ソフトランディングさせることができます。

肝《かん》兪《ゆ》 押し方 補

両方の肩甲骨の下部より骨２本分下、背骨の両脇にあります。

ひとりでは探しにくいツボです。両手をこぶしに握って背中側に回し、肩甲骨の下あたりの背骨の両脇をぐりぐりと押しましょう。ひとりで押しにくい場合は、スーパーボールやテニスボールを背中にあてても。

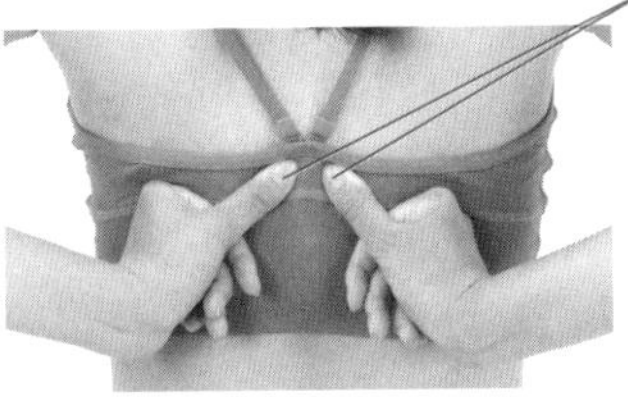

大《だい》椎《つい》 押し方 瀉《しゃ》

下を向いたときに出っ張る首の付け根の骨の下にあるくぼみにあります。人さし指や中指でもむように押してください。鋭い痛みが感じられればOKです。

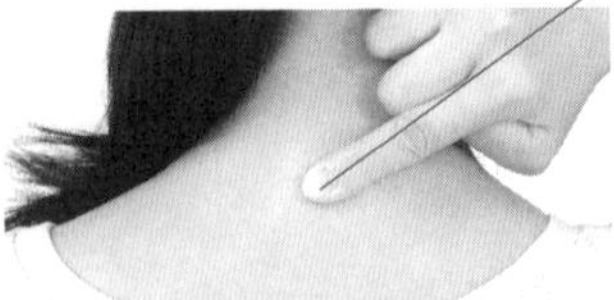

参考にしたいツボ　腎兪 → P.49

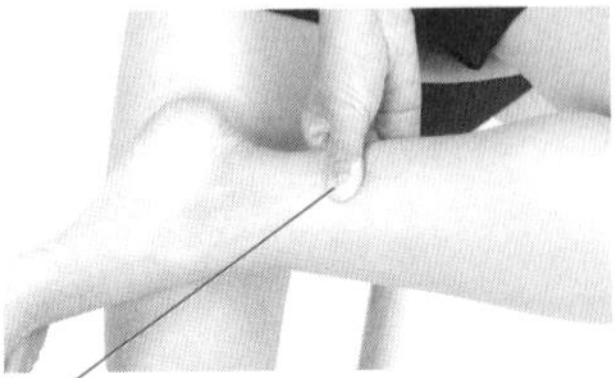

三《さん》陰《いん》交《こう》 押し方 補

「3つの陰が交わる」という文字通り、重要な経絡（気や血の通り道）がすべて交わる、万能なツボです。

内くるぶしの先端から指４本分上にあります。米粒くらい小さなツボなので、指の先端で細かく押して、やさしく刺激しましょう。

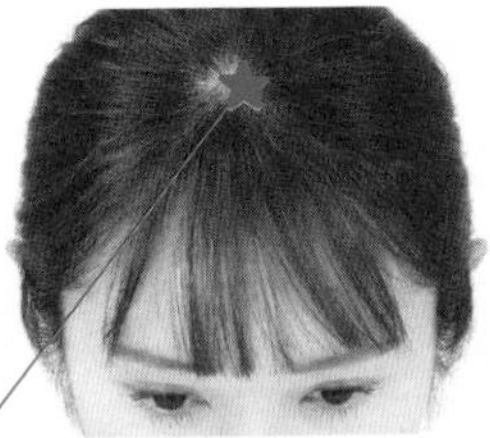

百《ひゃく》会《え》 押し方 瀉《しゃ》

百会は頭頂部にあります。できれば交感神経がオンになっている日中、痛みを感じるくらい強めに押してください。のぼせやイライラなど、頭部に上がっている陽気を抜き、興奮をおさえます。

Column

人の寿命や健康を左右する腎にある2種類の「精」の正体

東洋医学（中医学）には、生命力や本質的なエネルギーのことを「精」と言います。精は腎にあるため、腎精とも呼ばれます。

体内にたくわえられる生命の基本的な資源で、それぞれの成長や発展、生殖、健康維持において、大切な役割を果たします。また、体内で気や血といった、ほかのエネルギー源に変換されることもあります。

精は主に2種類に分類されます。

●先天《せんてん》の精

誕生するときに両親から受け継ぐ精のことで、生まれつきの体質や遺伝的な特性によって左右されます。先天の精の量は限られていて、足りないと体の発育や知能の発達、寿命にも影響を与えると考えられています。加齢によって減っていきますが、後天の精によっておぎなわれます。

●後天《こうてん》の精

生まれてから育ってきた環境や生活習慣、食事などによって作られる精のことです。食べものや呼吸によってとり入れた栄養やエネルギーから生み出され、体の成長や生殖、再生に使われます。後天の精は、先天の精をおぎなう働きがあり、体内エネルギーのバランスをとるのに役立ちます。

後天の精は主に食べものから作られ、補腎食材（P・51）がその原料にあたります。いわゆる「精のつく食べもの」と呼ばれる、すっぽんやうなぎも含まれています。

精のバランスがとれていることは、健康と長寿にとって必要だと考えられています。精が不足すると「精虚《せいきょ》」となり、老化が進んだり、生殖機能がおとろえて不妊や勃起不全になったり、足腰が悪くなったりすることがあります。

精をやしなうには規則正しい生活が不可欠ですので、「子午流注《しごるちゅう》（P・176）」にのっとった生活を心がけてください。

女性に多いお悩み

PMS・PMDD

生理中は血《けつ》が子宮にいくので「肝」の血が不足して気がめぐらなくなる

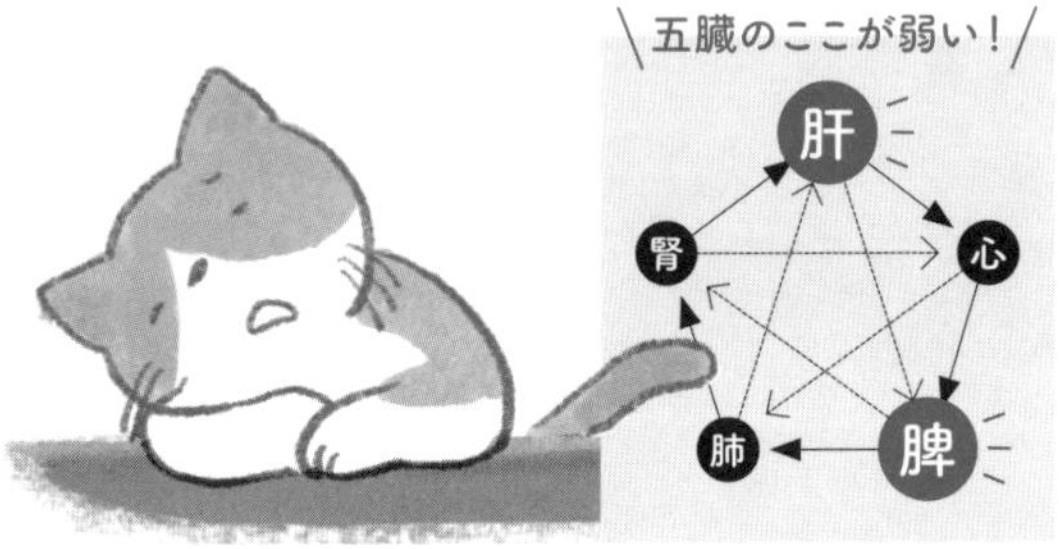

PMS（月経前症候群）は、毎月の生理が始まる1～2週間前からイライラしたり、肌が荒れたり、甘いものがほしくなったり、胸が張ったりと、さまざまな不調が発生します。近年では、心の不安定さがとくに強く出てしまう場合は、PMDD（月経前不快気分障害）と診断されるようにもなりました。

PMS・PMDDは西洋医学ではホルモンバランスの乱れが原因とされますが、東洋医学（中医学）ではとくに「肝」に血が不足している状態と考えます。肝には血をたくわえるタンクの役割があるほか、肝自体も血の作用で働いていて、全身に送りこむ「気」の量も調節しています。でも、生理前は全身の血が子宮に集まるため、ほかの部分では血が不足しがちになります。それは肝のなかも同様で、肝に血が足りなくなって全身に気をめぐらせることができず、メンタルの問題も含めたトラブルが発生するのです。

そこで役に立つのが、血をふやす血海《けっかい》のツボと、気をめぐらせる太衝《たいしょう》のツボです。急な症状の場合は鍼が、慢性的な症状に悩まされている場合は漢方薬がよく効きます。以前、私（中神）の患者さんに、急なPMDDの症状で涙が止まらなくなったかたがいて、鍼を打ったら「つらさが100から20くらいまで減った」と言っていました。一方で、漢方薬は急な変化はありませんが、数カ月から数年かけて全体的な症状をゆっくりとやわらげてくれます。

Let's ツボ押し

太衝《たいしょう》

押し方 瀉《しゃ》

ストレス対策として知られるツボで、気分の落ちこみに効果的です。気のめぐりをよくして、ストレスによって乱れた自律神経をととのえます。

両足の親指と人さし指の２本の骨が交差するくぼみにあります。手の人さし指をフックのようにひっかけて押すとよいでしょう。

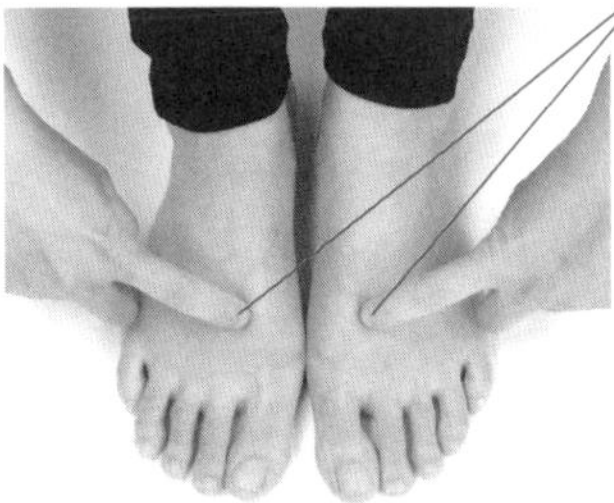

このツボもおすすめ！

三陰交 → P.100
足三里 → P.67

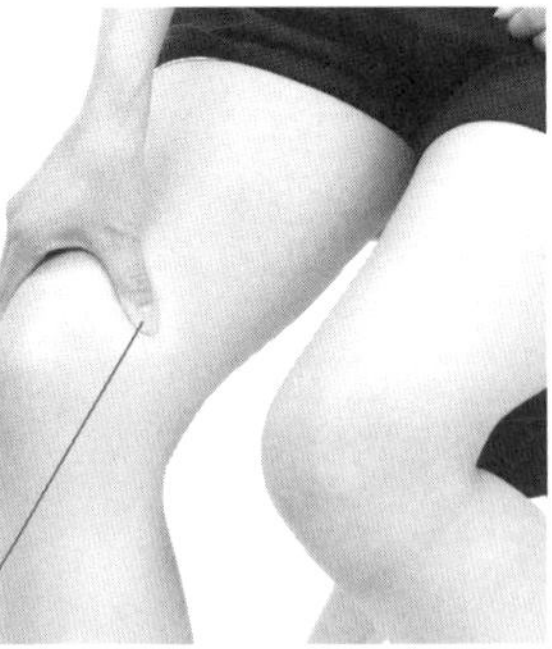

血海《けっかい》

押し方 補

ひざのお皿の内側の上部にある骨から、指３本分上にあります。指の腹を使って、骨のキワに向けてやさしく押しましょう。

補血食材を食べたあとに押すと効果が出やすいです。

体をぶらぶらと揺らすことで体内にスペースができる

血をおぎなう食材を食べることが必要です。以下の補血《ほけつ》食材リストを参考にしてください。

気が詰まるとイライラするので、体をゆるめて気をめぐらせましょう。胸を開き、体の側面を伸ばすことで体内にスペースが生まれます。手足をぶらぶらさせるだけでもOK。

ストレス発散は大切です。仕事や育児などで忙しくても、好きなことに没頭する時間をとってみてください。また、よい香りをかぐと気がそれるので、好きな香りをかぐのもおすすめ。こめかみから頭部の側面に向けて、ロールオンタイプの香水をつけるのもいいですよ。

イライラしやすい人は髪の毛をとくのもおすすめです。ブラシをやや強めに頭皮にあてて、マッサージをするように髪をとくと、頭にあがった血や気をおろせます。

なお、漢方薬は「加味逍遙散《かみしょうようさん》」が一般的ですが、のぼせやイライラが少ない場合は興奮をしずめる作用のない「逍遙散《しょうようさん》」だけのほうが効くこともあります。漢方の専門家に相談してみてください。

補血食材リスト

黒豆、ごま、松の実、キャベツ、ほうれんそう、ブドウ、いか、うなぎ、すっぽん、太刀魚、なまこ、牡蠣《かーき》、牛肉、鶏肉、羊肉、豚肉、レバー類、卵、うずらの卵

Column

生理中に甘いものが食べたいときは

生理中に甘いものが食べたくなる人は多いです。東洋医学（中医学）で甘味は「脾」をケアする働きがあり、胃腸を元気にする効果があるとされていますが、過剰に食べるのは心身にもよくありません。どうしても食べたいときは、焼きいもや干しいも、ドライフルーツなど、砂糖が添加されていないものがおすすめです。アイスやチョコレートなど、砂糖の多い加工品は「たまのごほうび」くらいにとどめましょう。

Column

消耗または供給不足によって血《けつ》が不足すると不安感を抱きやすくなる

体内の血が不足する理由には、次の2つが考えられます。

①血の消耗による不足

生理や出産、手術などで出血したことによる消耗のほか、授乳、目や頭の使いすぎ、過労、気の使いすぎによる消耗もあります。また、睡眠不足だと回復できず、消耗が進むこともあります。

②血の供給不足

補血食材（P・104）など、血の原料となる飲食物をとれていないことが原因です。また、食が細かったり、偏食だったりしても血は不足します。さらに、胃腸が弱っていると食べたものを消化して血に変えることができず、血の不足につながります。その場合は胃腸が弱っている原因（胃腸に負担のかかる食生活やストレスなど）を突きとめ、食生活を立て直すことが必要です。

血が不足すると、めまい、視力減退、顔面蒼白、唇や舌の色が淡い、爪の色が淡い、爪がもろい、体がかたい、筋肉がつる、脈が弱いなどの兆候が出ます。

また、血には精神を支える役割があるため、不足すると不安感を抱きやすくなり、さらに不眠ややる気の低下、物忘れなどが進むこともあります。女性は生理によって毎月血を失うため、男性に比べて不安を感じやすいと言われています。

中華圏の女性は日常会話で「血をおぎなうために、ナツメを食べなきゃ」などと話します。血の不足におすすめなのは色の濃い食べもの。黒豆や黒ごま、ナツメ、クコの実、ほうれん草、にんじんなどです。

なお、血の不足の原因として、そもそも気が不足している場合があります。その場合、先に気を補給しないと、補血食材をとり入れたときに胃もたれや下痢をすることも。まずは胃腸をととのえることで気をおぎなってから、補血しましょう。

生理痛

激痛の場合と、鈍痛の場合
どちらにも効く謎のツボ「帰来《きらい》」

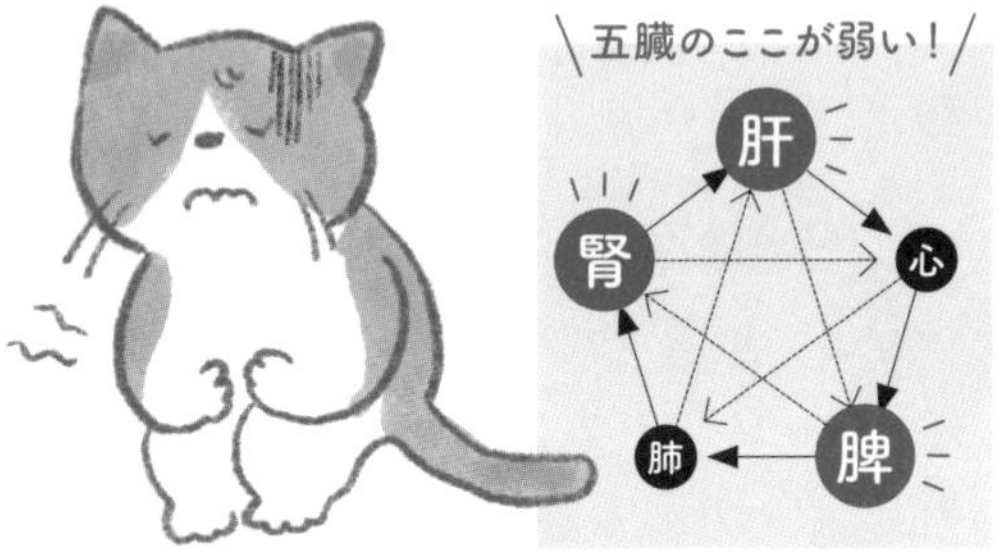

生理痛はまず、自分のタイプを知っておくことが大切です。

●冷えタイプ

…体が冷えると痛みがひどくなるタイプです。冷えによって子宮周辺の血流が悪くなり、下腹部にけいれんのようなギュッとした痛みを引き起こします。

●ストレスタイプ

…精神的なストレスによって、体内の気のめぐりが悪くなり、おなかに突っ張った痛みや胸の張りが発生します。PMS・PMDD（P・102）をともなうことも多いです。

●血《けつ》不足タイプ

…「肝」に血が不足していることで、子宮などに必要な栄養が届かず、しくしくとした鈍痛が続きます。

●ドロドロ血タイプ

…子宮内膜をつくる血がとどこおっているせいで、おなかに刺しこむような強い痛みが生じます。経血の色がどす黒く、レバー状のかたまりが混ざることもあります。

痛みは2つに分けられます。ひとつは、気や血がうまくめぐらず、詰まることで生じる痛み。もうひとつは気や血といった栄養が足りないせいで発生する痛みです。前者は激痛、後者は鈍痛のことが多く、それぞれで対処法が変わります。

今回紹介する帰来《きらい》というツボは、私（中神）の経験上、激痛のときも鈍痛のときもよく効きます。実は経絡（気や血の通り道）的には、生理痛とは関係のないところにあるツボなのですが、押すとなぜか生理痛がやわらぐのです。以前、X（旧Twitter）でつぶやいたときも「よく効いた」と反響がありました。

Let's ツボ押し

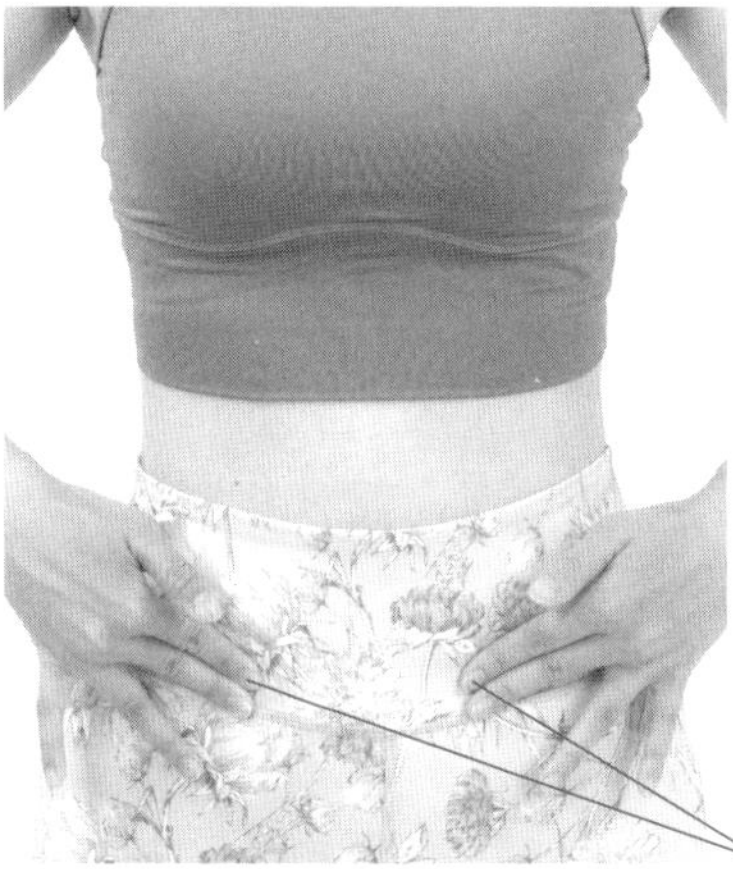

帰《き》来《らい》 押し方 瀉《しゃ》

おへそから指5本分下の位置から、さらに指3本分外側に進んだ両側にあります。ピンポイントで押すより、その周辺を強めに押しながら気持ちがよいポイントを探るとよいでしょう。
冷えタイプの人は、ここにお灸をするのもおすすめです。

このツボもおすすめ！
血海 → P.103
太衝 → P.65

Let's 養生

出血している非常事態！生理痛には鍼灸もおすすめ

当たり前のことですが、生理は出血です。女性にとっては毎月のことなので忘れがちですが、血が流れている非常事態だということを自覚しましょう。

とにかく冷やさないことが大事。血は冷やすと流れが悪くなり、排出すべき血が出にくくなるので、内側・外側どちらからも冷やさないことが大切です。冷たいものを食べるのはやめ、プールなどの冷たい水には入らないようにしてください。

ドロドロ血タイプの人は、適度な運動も大切です。じっとしていると痛みが増すので、自然と動きたくなると思いますが、散歩やストレッチなど、軽めの運動を心がけましょう。

また、以下の血流をめぐらせる食材リストも参考にしてください。

なお、ストレスタイプの人と血不足タイプの人は、リラックスが大切です。PMS・PMDDの項目（P.104）で紹介した養生も参考にしてくださいね。

生理痛は鍼灸がよく効きます。とくに若いかたで、子宮のあたりがぎゅっと縮むような、ずきずきした痛みには効果的です。また、生理痛には血流改善が必要なので、血流をうながす「桂枝茯苓丸《けいしぶくりょうがん》」「血府逐瘀丸《けっぷちくおがん》」「冠元顆粒《かんげんかりゅう》」「桃紅四物湯《とうこうしもつとう》」「芎帰調血飲《きゅうきちょうけついん》」「芎帰調血飲第一加減《きゅうきちょうけついんだいいちかげん》」などから適したものを使いましょう。

血流をめぐらす食材

黒砂糖、あずき、納豆、玉ねぎ、ちんげんさい、茄子《なす》、ビーツ、三つ葉、みょうが、クランベリー、桃、さんざし、片口いわし、サーモン、さんま、たら、まぐろ、紅茶、甘酒、お酢、バラの花

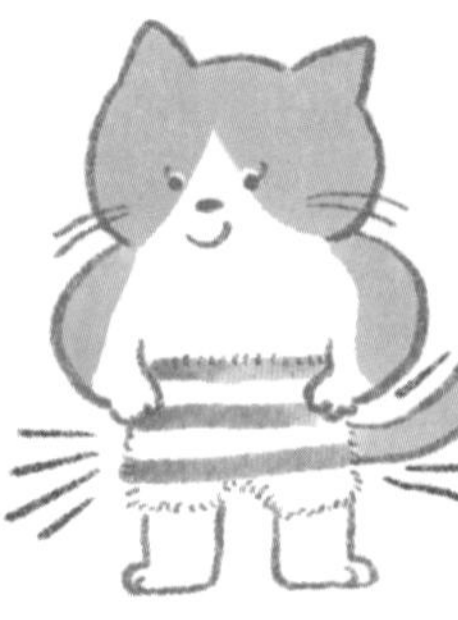

PART

4

お肌・アレルギーによる不調

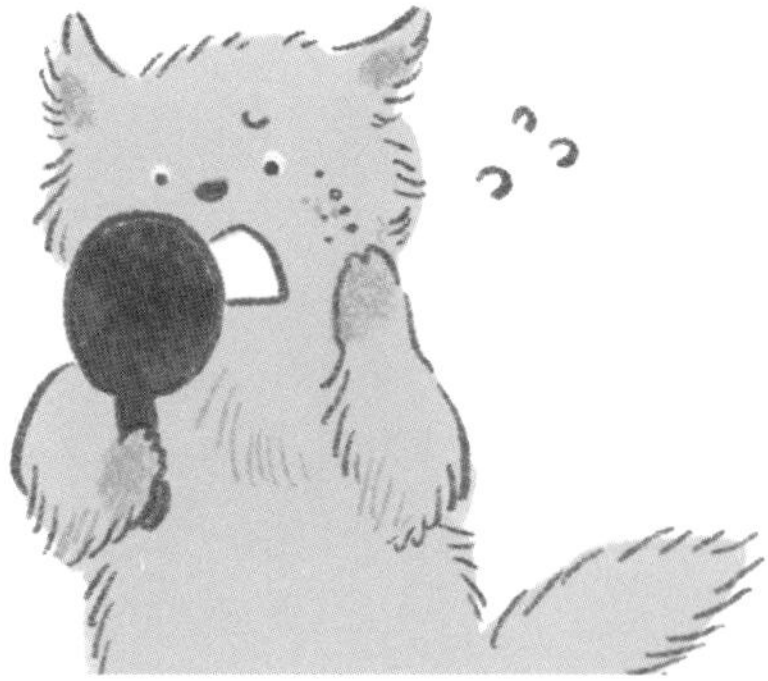

目のクマやくすみ、
にきび、肌荒れ、じんましん、乾燥など、
お肌にかんするお悩みはこちらです。

お肌・アレルギーによる不調にはこんなものがあります

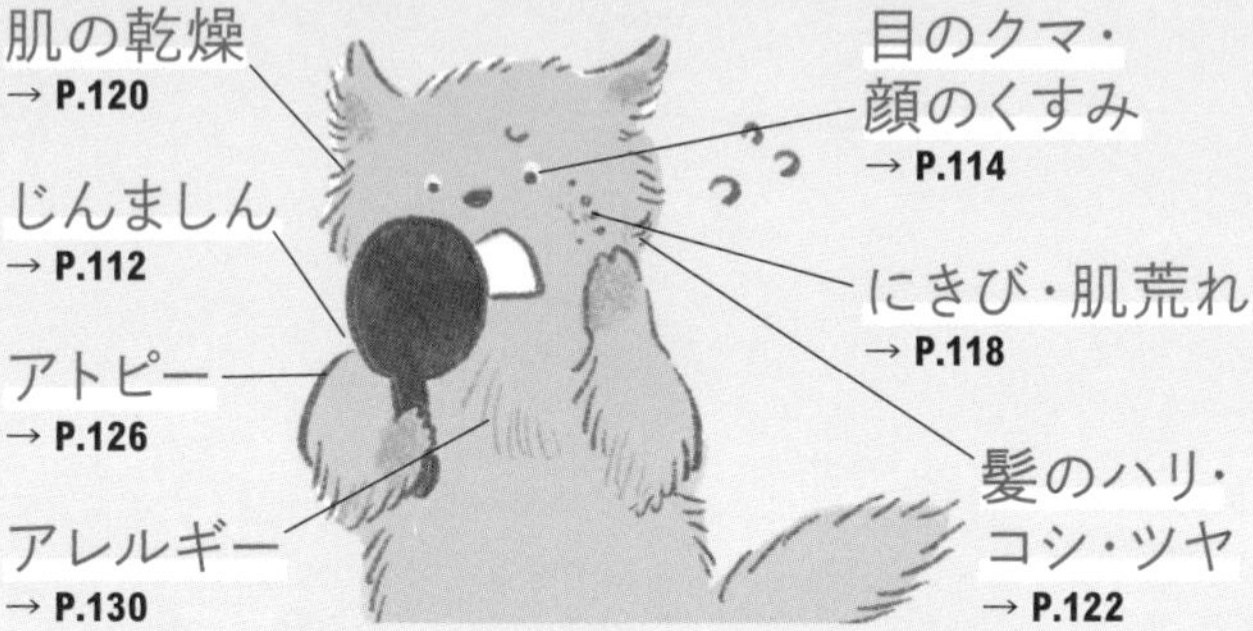

皮膚は内臓の鏡！まずは食べものを見直して

東洋医学（中医学）では「皮膚は内臓の鏡」という言葉があります。内臓にトラブルがあるとお肌の状態が悪くなるので、体の内側からきれいにすることが必要なのです。そのために見直したいのは、まず食事です。

以前、私（櫻井）のところに、全身のかゆみが止まらないかたが相談に来ました。病院でもらったステロイドをぬっても、抗ヒスタミン剤を飲んでも治らないと言います。そこで、普段の食生活についてじっくり聞いたら、なんと毎日甘い炭酸飲料のペットボトル（500ml）を1本ずつ飲んでいたのです！それをすぐにやめてもらったら、かゆみは3日でおさまりました。

そんなふうに、かゆみや肌荒れの原因が食べもの・飲みものにあることは多いです。とくに、コーヒーやチョコレート、アルコールなどの刺激物は皮膚にダメージを与えることがあります。気になるかたは一度「肌が荒れたとき（またはかゆくなったとき）に食べたもの」を記録し、自己分析してみましょう。そのうちに、食べものとの関連性が見えてくるはずです。

ところで、肌荒れやかゆみの

内臓にトラブルがあるとお肌の状態が悪化しがち。食べもの・飲みものの見直しを

意外な原因として、牛乳があります。「乳製品は体にいい」という考えもありますが、負担になる体質のかたがいるのも事実。牛乳にはラクトース（乳糖）が入っていて、耐性がないために下痢しやすいかたもいます。また、牛乳に含まれるカゼイン（乳汁内のたんぱく質）は人の体では分解されにくいといわれています。さらに油脂も多いので、お肌も含めて体には負担が大きいでしょう。体にうれしい効果もありますが、飲みすぎには注意してください。

ひじの内側の皮膚が体で一番きれいな状態

私たちが以前働いていた薬局にいた皮膚科の先生から「その人にとっての一番きれいな皮膚は、ひじの内側を見ればよい」と言われたことがあります。たしかに、ひじの内側は肌荒れしにくく、つるっとしていることが多いですよね。

つまり、私たちのお肌は、ひじの内側くらいまできれいになるポテンシャルを秘めているということです。肌荒れしたときは、そこをめざして治療していきましょう。

お肌・アレルギーによる不調

じんましん

体の内側にある熱をとることで じんましんの下にある水分を流す

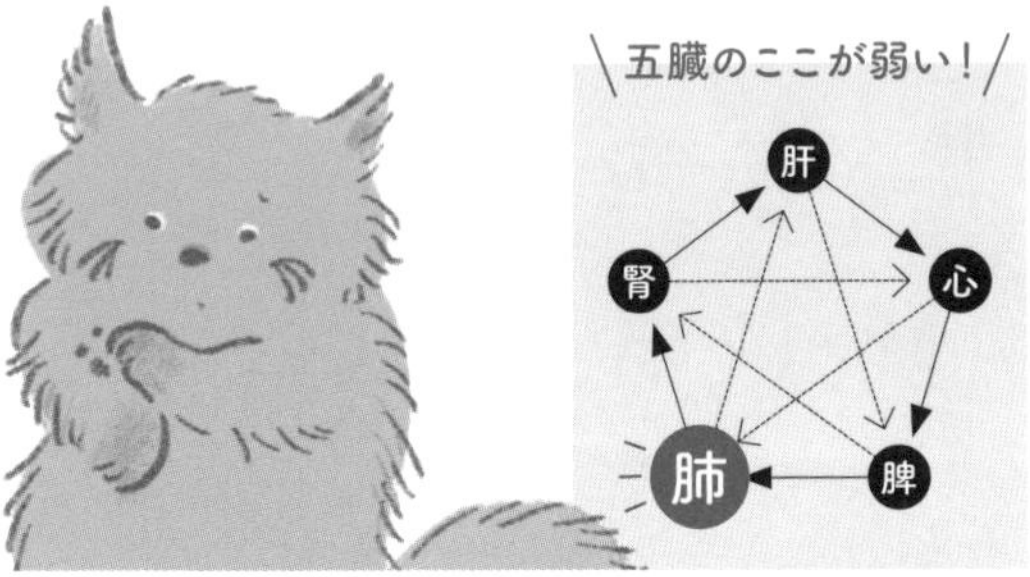

じんましんが出ると、肌の表面がふくらみますよね。その内側にたまっているのは水分です。体内をめぐっているはずの水が停滞して皮膚の下に出てきているので、まずは発汗や利尿、排便をうながし、水の流れをよくしながら体の熱を排出することが必要です。

そこで役に立つのが曲池《きょくち》というツボ。このツボはかゆみをおさえるほか、消化器系も動かす働きがあって、便通改善にも使われます。さらに、曲池は風邪予防にもよいツボです。じんましんは症状が出たり消えたりし、場所もてんてんとしますよね。そのさまが、移動しながら吹いたりやんだりする風と似ていることから、東洋医学（中医学）では「風邪《ふうじゃ》（P・58）」としてとらえているのです。

それとあわせて、委中《いちゅう》という体の内側の熱をとるツボを押すことで、かゆみを軽減できます。

委《い》中《ちゅう》

押し方 瀉《しゃ》

体の内側にある熱をとるのによいツボで、曲池よりも深いところにある熱をとることができます。腰痛や坐《ざ》骨《こつ》神経痛にも使えるツボです。
ひざの真裏のちょうど真ん中にあります。指の腹を使って1～3分ほど深く押しこんでください。

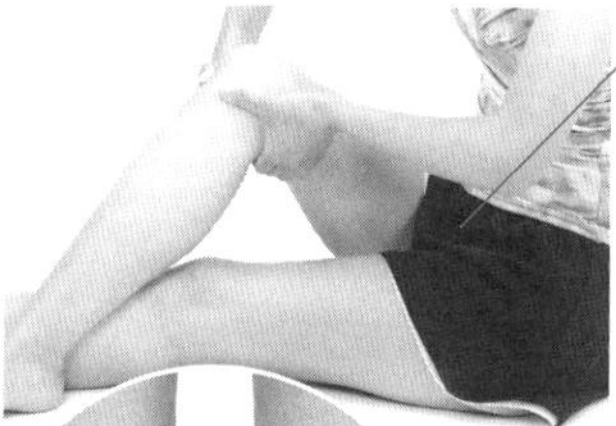

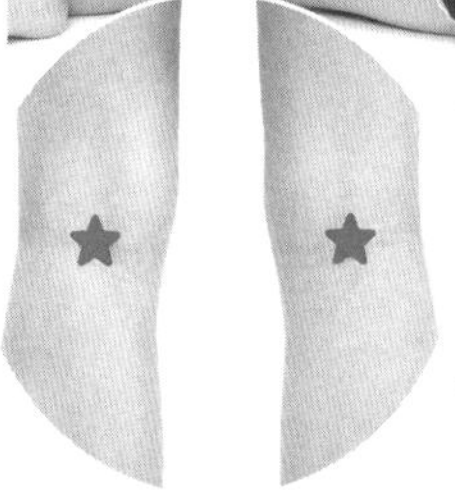

ひざ裏のここを押しましょう

Let's ツボ押し

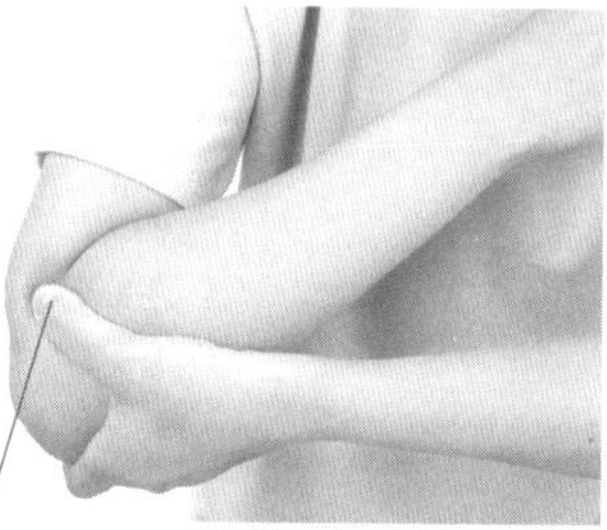

曲《きょく》池《ち》

押し方 瀉《しゃ》

ひじを曲げたときにできるシワの端にあるツボです。指の腹を使って、かゆみがおさまるまで1～3分ほど、強めに左右とも押してください。
ひじや関節にあるツボには「池、沢、海、泉」などの水に関係する名称が多く、そのツボを強く押すことで水をあふれさせ、流れをととのえます。

Let's 養生

体内の乾燥をふせぐために血とうるおいをおぎなって

体内に熱が生じているとかゆみが強くなるので、カレーのようなスパイス系の辛い料理や揚げ物は避けること。また、サウナや長風呂《ながぶろ》などで体温をあげるのもやめましょう。

また、体内が乾燥しているとオーバーヒート状態になって熱が生じます。予防には、鶏《とり》レバー、ナツメ、クコの実、いか、牡蠣《かき》、卵などを食べて血とうるおいをおぎないましょう。とくに動物性のものは「血肉友情の品」と呼ばれ、より効果的です。

なお、じんましんには漢方薬もおすすめ。金銀花《きんぎんか》や連翹《れんぎょう》などの生薬が入ったものは、炎症によるかゆみをおさえる効果があります。

目のクマ・顔のくすみ

血流がとどこおるせいで、血の質が悪くなり黒ずむ

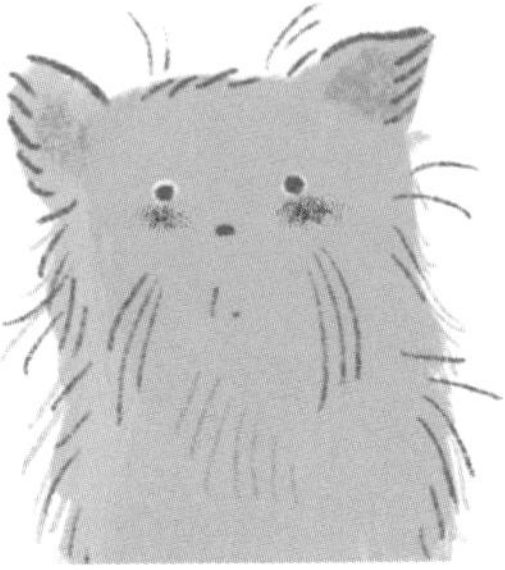

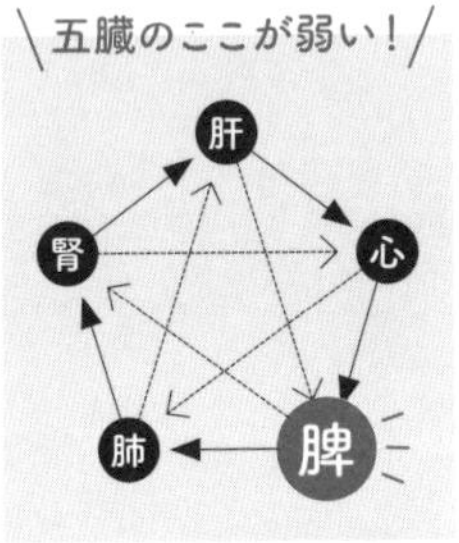

顔のくすみやクマの原因は、血流の悪化にあります。血流がとどこおると、血が全身をスムーズにめぐらないのでドロドロになって質が悪くなり、黒ずんでいきます。このように状態の悪い血を「瘀血《おけつ》」と呼びます（p.132）。これでは必要な栄養が細胞にはこぼれず、ますます血流が悪くなり、くすみやクマの原因になります。

そこで血流をよくするために押したいのが、ここで紹介する4つのツボです。これらのツボはすべて顔にあり、全身のなかで12本ある経絡（気や血の通り道）のうち、もっとも太い経絡上にあります。そこは「多気多血《たきたけつ》の経絡」と呼ばれ、人が生きるうえで大切な気や血がたくさん流れているので、血流をよくするにはそこの流れをととのえるのが一番手っ取り早いです。1週間ほど、これらのツボを定期的に押すと、くすみやクマはもちろん、むくみもとれるでしょう。

さらにこの経絡は胃と大腸と関係しています。東洋医学（中医学）において、顔のくすみや目のクマの悩みについては「腎《じん》が弱っている」と書かれることが多いのですが、それでは治らないと私たちは経験から感じています。それよりも、血流障害が原因のことが多いので、血のもとをつくる胃と腸を元気にたもつことが重要です。

また、これらのツボを押すと顔面神経も刺激できます。それにより、自律神経の中枢である視床下部にも届きやすくなるので、自律神経をととのえる効果もあります。

Let's 養生

座りっぱなしには注意！定期的に動き、冷やさないこと

血のめぐりをよくすることが重要なので、次の生活習慣には気をつけましょう。

●冷え

冷えると血の流れがとどこおるので、薄着はしないこと。出かけるときは、はおれるものを持って行き、靴下やレッグウォーマーで足元を温めましょう。

●運動

デスクワークのように、座りっぱなしの習慣がある人は気をつけて！ あなたが動かないと、体内の血も動きません。ときどき立ち上がって動く習慣をつけてください。屈伸や肩回しくらいでよいので、軽めの運動を。

●ストレス

中長期的に精神的なストレスがかかることでも、血のめぐりは悪化します。

むずかしいかもしれませんが、なるべくストレス原因からはなれましょう。深呼吸したり、好きな香り（ハーブのフレグランスなど）をかいだりするだけでもストレス緩和になります。

●食事

避けたいのは、脂っこいもの、味の濃いもの。いずれも血の質を悪くしてしまいます。できるだけあっさりした味の温かい食事を心がけましょう。なお、血流改善の漢方薬を使うのも手です。

Let's ツボ押し

魚《ぎょ》腰《よう》 押し方 瀉《しゃ》

眉《まゆ》の上、黒目からまっすぐ上に線を引いたところにあるツボです。心を落ち着けてリラックスさせる効果もあります。

指先をあてたらゆるめるイメージで、左右に軽く揺らします。強くやりすぎなくてOKです。スッキリするまで続けましょう。

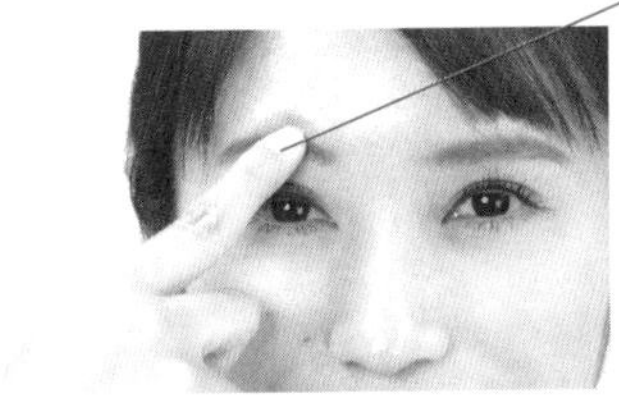

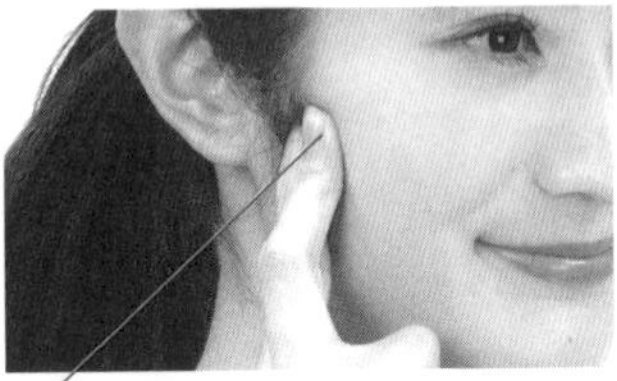

下《げ》関《かん》 押し方 瀉《しゃ》

鼻から耳をつなぐライン上にあり、ほおの高いところに位置します。ここを指の腹で揺らすとゆるまり、血流改善に。美肌効果もあります。また、顎関節症《がくかんせつしょう》のかたがここを押すと楽になりますよ。

承《しょう》漿《しょう》 押し方 瀉《しゃ》

下唇の真下からあご先をつないだ中心、少しくぼんだところにあります。指先で押して軽く揺らしましょう。

血流改善のほか、むくみやたるみ解消にもうれしいツボです。ちなみに、ここににきびができると、胃腸または婦人科系にトラブルがある可能性があります。

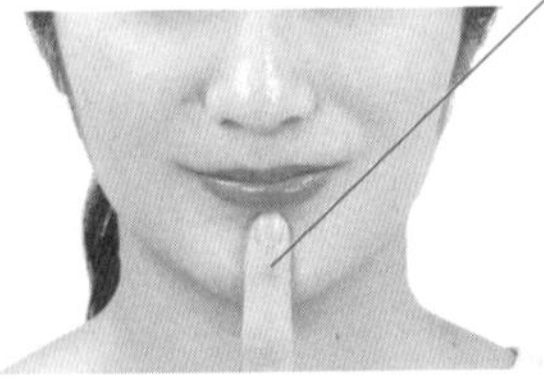

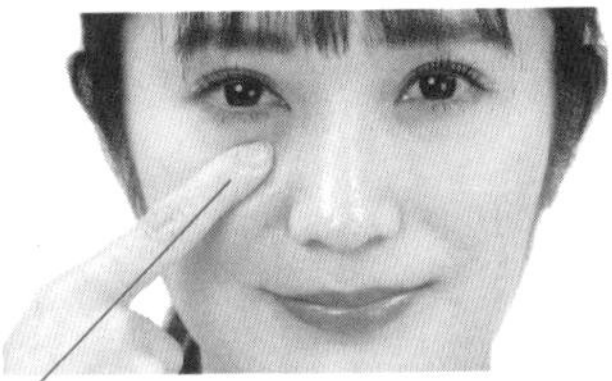

承《じょう》泣《きゅう》 押し方 瀉《しゃ》

血流改善のほか、目の疲れ解消として有名なツボです。黒目の真下、目元の骨のふちのところにあります。こちらも指の腹で揺らしましょう。

ちなみに、ここに鍼《はり》を打ったあとに鼻をかむと、鼻に入っていた花粉などのゴミが排出されます。

Column

赤・黄・白・紫、あなたのにきびはどの色？色によって原因が変わる、4タイプのにきび

東洋医学（中医学）では、にきびの原因を色で判断することが多く、次の4つのタイプに分けられます。

①赤にきび

赤く盛り上がったにきびで、炎症が強く、血に熱がこもった「血熱《けつねつ》」という状態です。

辛いものや脂っこいもの、甘いものが好きなかたに多いほか、暴飲暴食のあとや、生理前後にできやすいです。イライラすることで熱が発生してしまうので、悪化させないためにはストレスをためないようにすることも必要です。

②黄にきび

フェイスラインに出やすく、中に膿がたまったような黄色っぽいにきびで、熱っぽさと痛みをともなうこともあります。オイリー肌で、にきび跡が残りやすいのも特徴です。脂っこいもの、甘いものが好きなかたや、便秘もちのかたに多く見られます。

また、イライラしやすい、暑がり、のぼせ、黄色いおりものがよく出るなどの特徴があります。これは「湿《しっ》熱《ねつ》」という不要なものがたまっている状態です。

③白にきび

Tゾーンに、白く小さいブツブツしたにきびが数多く出ます。押すと黄白色の角栓が出てきます。咳が多かったり、のどや鼻のトラブルが多かったりと呼吸器系が弱いかたの肌にできやすいです。これは皮膚に熱がこもっている状態です。

④紫にきび

紫から赤黒い色をしていて、触るとかたい芯のあるにきびです。血のめぐりが悪く、老廃物がたまった状態で、このタイプのかたは生理痛があり、経血にレバー状のかたまりが混ざることがあります。婦人科系トラブル（子宮筋腫、子宮内膜症、卵巣嚢《のう》腫《しゅ》など）や肩こり、頭痛、肌のくすみやクマ、紫色の唇などが特徴です。

お肌・アレルギーによる不調

にきび・肌荒れ

食べすぎにより、不要なものが体内にたまって、にきびが発生

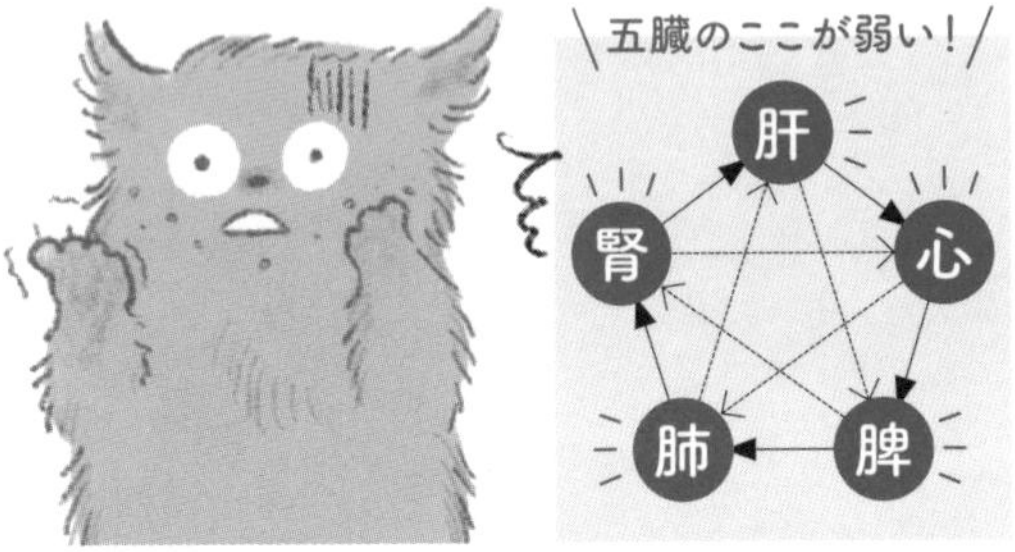

にきびや肌荒れの原因はたくさんありますが、とくに多いのが食べすぎによるパターンです。そのせいで体に「痰湿《たんしつ》（P.132）」という余分なゴミがたまり、肌から排出されずに吹き出物になってしまうのです。

そこで役に立つのが豊隆《ほうりゅう》です。このツボは「余分なものを出すなら豊隆」と言われるほど有名で、利尿や排便をうながす効果があります。さらに、にきびは体内の熱がたまったことでも発生します。豊隆は胃腸を強くする働きがあるので、にきび解消に効果的です。

東洋医学（中医学）では「皮膚は内臓の鏡」と呼ばれ、にきびは体の不調のサインと考えられています。にきびや肌荒れが出たときは内臓の状態をととのえ、そもそも痰湿がたまらない体質に改善することも大切です。そのために、養生もしっかり心がけておきましょう。

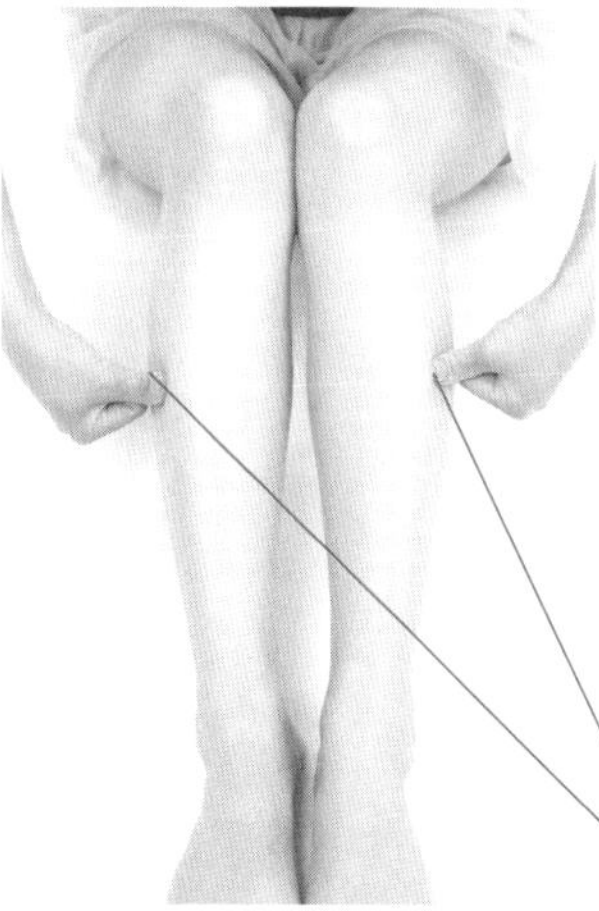

Let's ツボ押し

豊《ほう》隆《りゅう》

押し方 瀉《しゃ》

ひざと足首のちょうど真ん中、すねの少し外側にあります。親指で強めにぐっと押しこんでください。
温めたほうが痰は出やすいので、温めながらツボ押しするのがおすすめ。入浴中でもよいでしょう。冷えが強い場合はお灸《きゅう》をすえても。むくみ対策にもよいツボです。

Let's 養生

東洋医学で肌荒れに禁忌とされる「発物《はつぶつ》」食材を避けましょう

東洋医学（中医学）では、食べると肌荒れの症状を引き起こしたり、悪化させたりする食材を「発物」と呼びます。長い歴史のなかで、皮膚病の禁忌と考えられるようになってきた食材です。にきびや肌荒れのときは、下のリストにある発物食材は避けたほうがよいでしょう。

昆布などの海藻類は、いらないものを排出する作用があるのでおすすめです。患者さんで、なんでも昆布だしで食べるようにしたら症状が改善したかたがいました。ペットボトルに水を入れ、昆布を入れておくだけでも簡単にだしがとれますよ。また、海苔《のり》は痰をとる作用と熱をとる作用、両方をそなえています。

発物食材（NGリスト）

魚介類、牛肉、羊肉、あひる、カモ肉、牛乳、卵、ねぎ、玉ねぎ、とうがらし、こしょう、セロリ、大豆、そら豆などの一部の豆類、そば、小麦、バナナ、パイナップル、マンゴー、パパイヤ、もち米（おかき、せんべい含め）

肌の乾燥

うるおいを生み出す効果のあるツボで胃腸の働きから回復させる

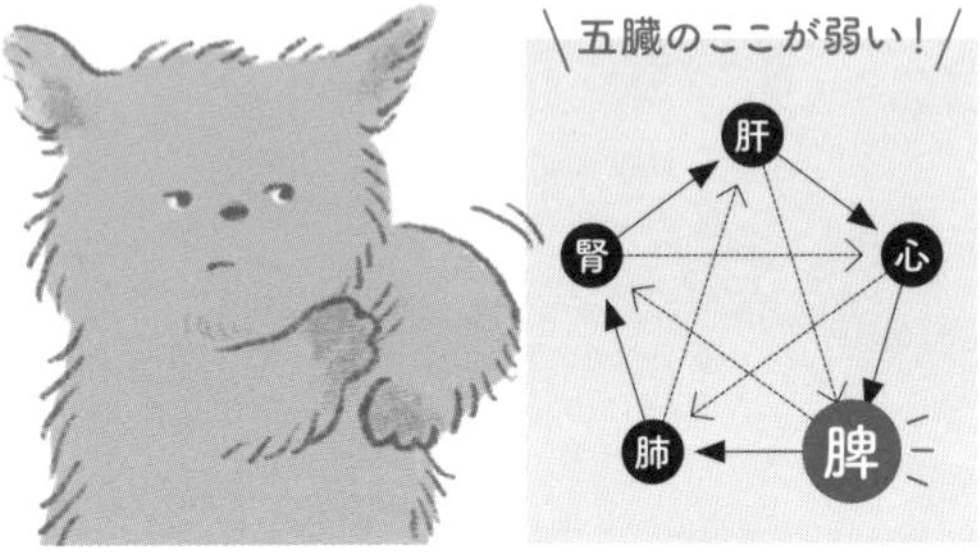

肌が乾燥してしまう理由として、ストレスや食べもの、先天的な胃腸の弱さなどにより、胃腸の調子が悪くなると、体が栄養を消化吸収しづらくなります。そうすると肌の栄養になる血や水が少なくなってしまい、栄養が行きわたらなくなり、うるおい不足になってしまうのです。

そんなときは、胃腸の調子をととのえて、うるおいを生み出す効果のある陰陵泉《いんりょうせん》のツボがおすすめ。このツボは腸の働きを回復させ、全身の必要なところに栄養や水分を届けることができます。なお、陰陵泉は下痢のときにも使うツボなので、胃腸が弱い患者さんにもおすすめ。押すとすぐにおなかがゴロゴロと動き出す人も多いですよ。

また、加湿器やローション（化粧水）を使って、外側から乾燥対策をおこなうことも必要です。入浴後は水分が蒸発しないよう、すぐに体をふいてボディクリームで肌を保護しましょう。

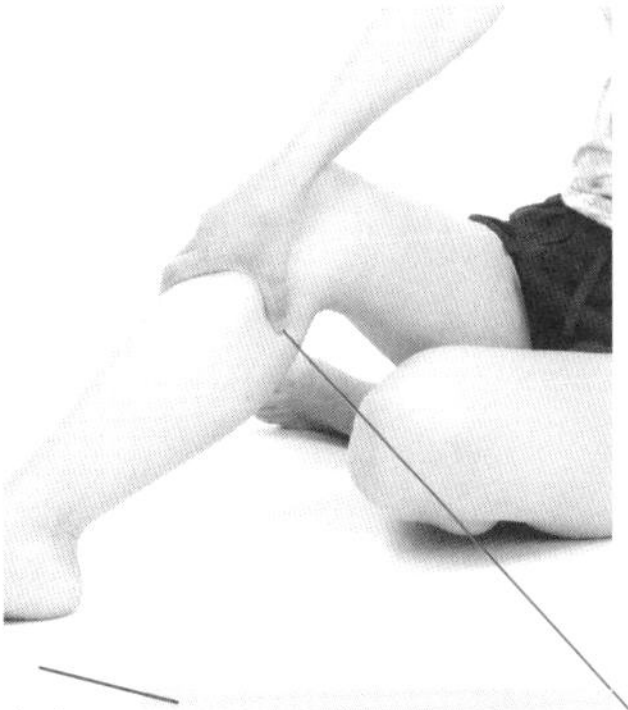

参考にしたいツボ　復溜 → P.87

Let's ツボ押し

陰《いん》陵《りょう》泉《せん》　押し方 補

水を必要なところにはこびつつ、余分な水分を排出する働きのあるツボです。ひざの内側、ひざのお皿の下側にある大きな骨から指４本分下にあります。長めに３～５分かけ、じっくり押し続けましょう。

Let's 養生

きびしい環境でそだったサジーという果実オイルも

東洋医学（中医学）には「酸甘《さんかん》化陰《かいん》」といって、酸っぱいものと甘いものを一緒に食べると体をうるおすことができる、という考え方があります。乾燥肌のときは、米と梅干、酢豚、レモンのはちみつ漬けなどを食べましょう。

また、サジー（沙棘）という果実の種子のオイルを含んだサプリメントもおすすめです。サジーとは、きびしい環境下でそだつグミ科の植物で、強い生命力があります。その果実からとれるオイルは、肌にうるおいを与えるのにうってつけです。カサつきなどの炎症が出ている場合は、症状がおさまってから使用してください。

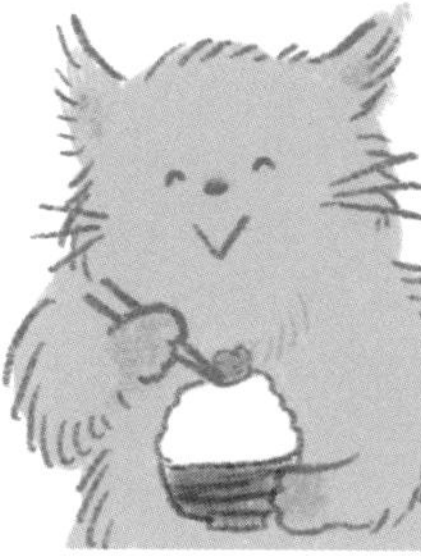

お肌・アレルギーによる不調

髪のハリ・コシ・ツヤ

補血と補腎《ほじん》が大切！食生活をととのえるなど養生が肝心に

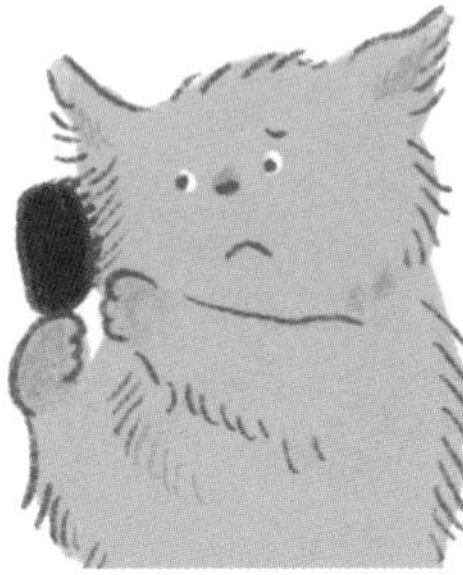

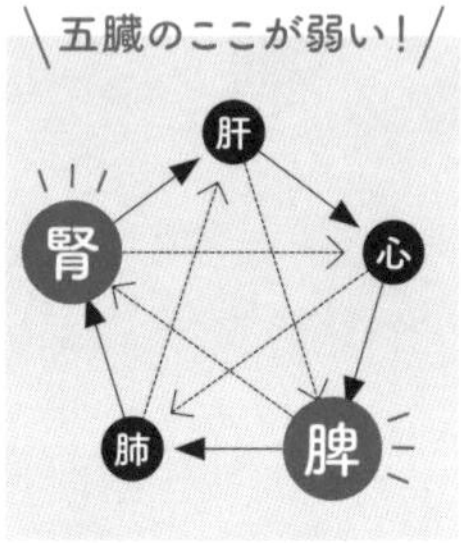

東洋医学（中医学）では、髪の毛は「血の余り」と考えられています。そのため、体内に必要な血が十分にあれば、髪もつややかでハリやコシが出ますが、血が足りないとパサついてしまいます。血が足りない「血《けっ》虚《きょ》」と呼ばれる状態になる原因は、食べものが悪いか、胃腸が弱っているか、体の消耗がはげしいかのどれかです。

また、人間の生命エネルギー（精）をためる「腎」が弱ると、髪に影響が出ることがあります。腎は30歳以降、加齢によって弱くなっていくので、歳をとるごとに髪のハリ・コシ・ツヤは失われていきます。なお、腎は生殖機能ともかかわりがあり、機能低下や不妊などの影響もあります。

ただし、養生によって腎が弱まるスピードを遅くすることはできます。とくに夜10時までに眠ることはとても大切です。

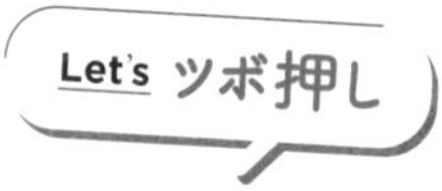

百《ひゃく》会《え》 押し方 補

頭頂部の真ん中にあるツボです。頭頂部に少しへこんでいるところがあるので、とんとんとやさしくたたきながら押してください。それにより、気が上へともち上がり、髪を元気にする力をつけられます。

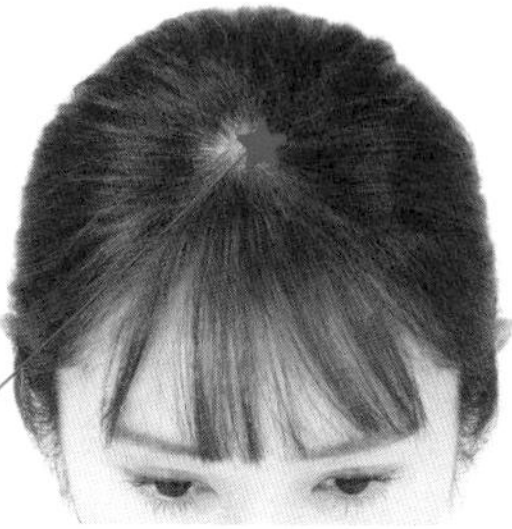

三《さん》陰《いん》交《こう》 押し方 補

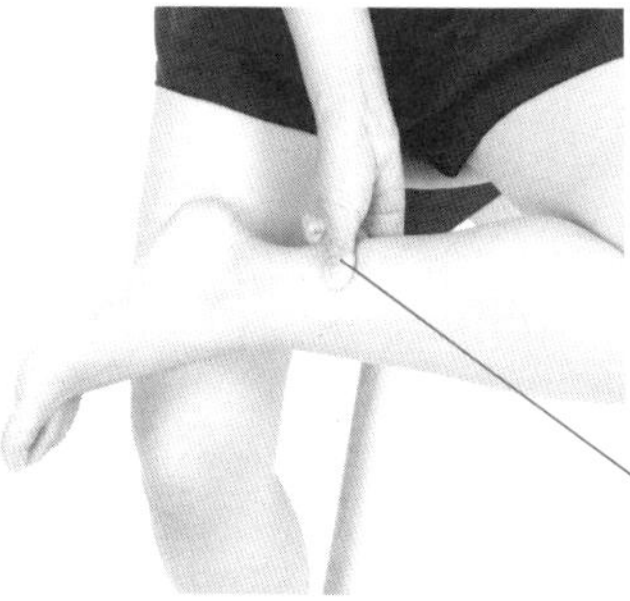

ふくらはぎの内側、内くるぶしから指4本分上の骨と筋肉の境目にあります。こちらもやさしく押しましょう。三陰交は肝と腎と脾《ひ》の3つにアプローチできるツボで、「当帰《とうき》」という生薬に近く、血をおぎなう効果があります。

腎《じん》兪《ゆ》 押し方 補

背中側にあり、腰に両手をあてたときにちょうど親指があたるところです。こちらもやさしく押してください。自分では押しにくい人は、背もたれにテニスボールなどを置いて転がすとよいでしょう。

その名のとおり、腎の働きをよくするツボで、婦人科系のトラブルにも効果的です。

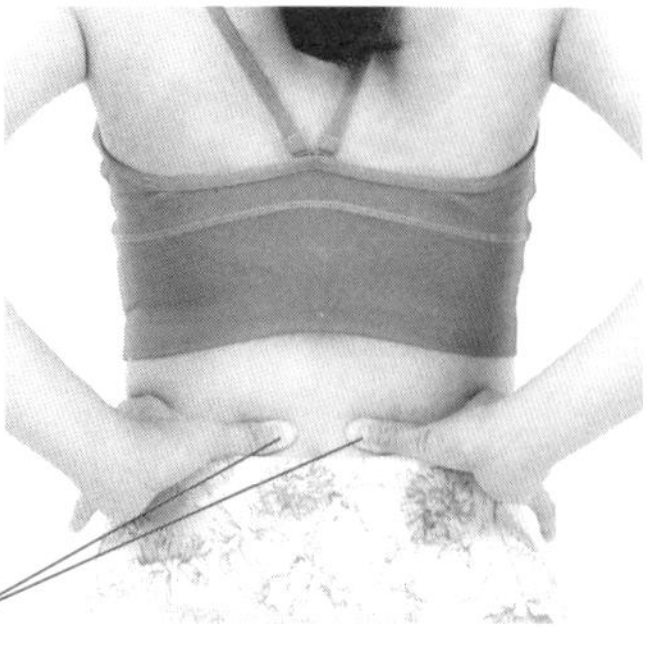

Let's 養生

変顔や、お風呂で脱力して体をゆるめて腎をすこやかに

腎をすこやかにたもつには、体をゆるめること。そのためには筋肉のこわばりをとるために、こまめに体を動かしましょう。わざと変顔をしてみてもいいですね。また、お風呂に入ったときは脱力して、体を浮かべるようにするのもおすすめです。

頭皮マッサージも効果的です。イラストのように、首の付け根から頭頂部、おでこに向けてマッサージすることで、気を行きわたらせるとよいでしょう。また、目は血を消耗するので、目を休めることも大切です。

なお、漢方薬の「六味地黄丸《ろくみじおうがん》」や「八味地黄丸《はちみじおうがん》」は代表的な補腎薬で、保険適用で手に入れることができます。

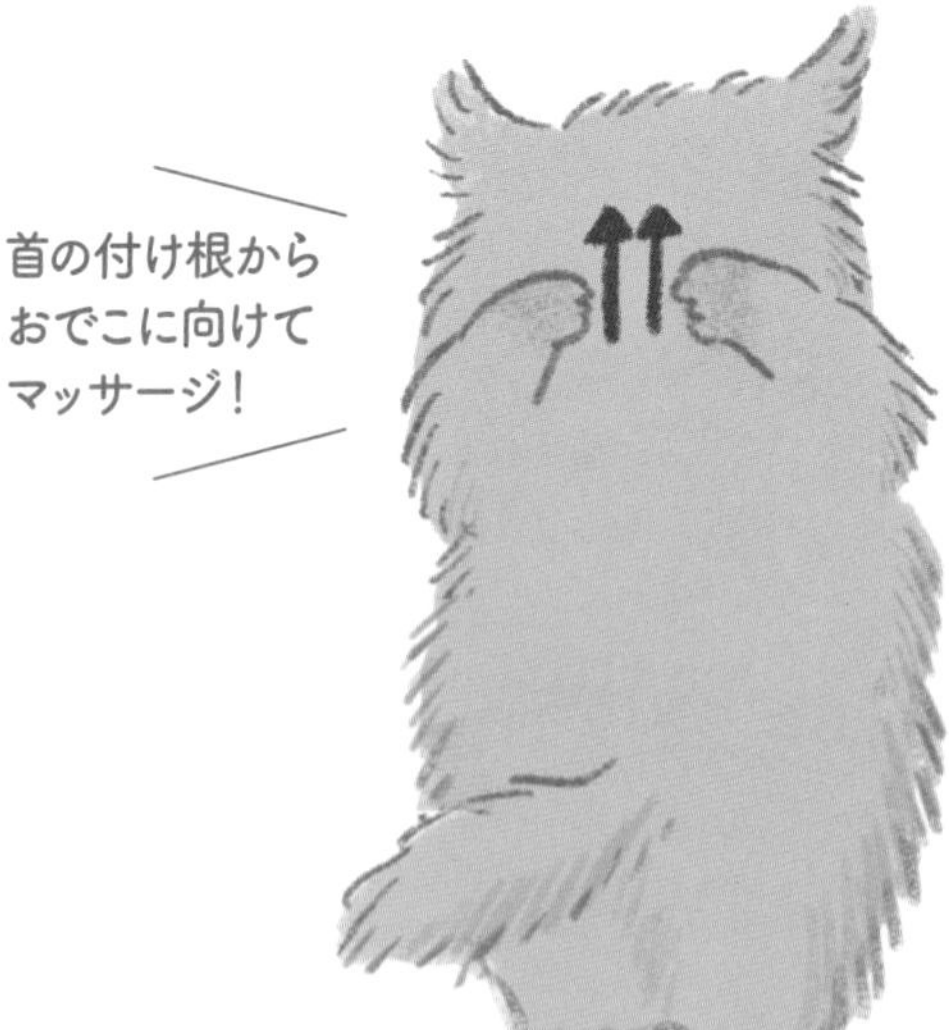

Column

古い文献に書かれた老化の指標は「女性は7の倍数、男性は8の倍数」の年齢

東洋医学（中医学）の教科書ともいえる文献『黄帝内経《こうていだいけい》』には、興味深い記述があります。「女性は7の倍数」「男性は8の倍数」の年齢で、白髪が出たり、閉経をむかえたりと体に変化が訪れるというものです。

それによると、女性は28歳をピークに7の倍数（35歳、42歳、49歳、56歳、63歳、70歳、77歳、84歳、91歳）で衰えていきます。いっぽう、男性は32歳をピークに8の倍数（40歳、48歳、56歳、64歳、72歳、80歳、88歳、96歳）で衰えます。

元となった『黄帝内経』は今から2000年ほど前に書かれた書物ですが、以前私（中神）が漢方薬局に勤めていたとき、大勢の患者さんのデータを調べてみたことがあります。その結果「女性は7の倍数、男性は8の倍数」の年齢の変化と、患者さんのお悩み内容とがほぼ重なっていました。たとえば、更年期に悩んでくるかたが多いのは49歳前後でしたし、がんの好発年齢も50歳前後が多かったです。

なお、『黄帝内経』が書かれた時期は寿命が短かったため、女性は49歳まで、男性は64歳までしか記述がありません。でも今は人生100年時代。ホルモンバランスをできるだけととのえ、老化のスピードをゆるめるためには、やはり養生が肝心だと思います。

以前、80代後半でも肌ツヤがよくて元気なかたがいて、お話を聞いてみたら「20歳から毎晩日本酒を飲んでから9時に寝るのが習慣で、目覚ましもかけずに7時間睡眠で起きている」と言っていました。いっぽう、25歳ごろから3～4時間睡眠を続けてきて、50歳になったら不眠と寒気、さらに尿が出なくなって相談にいらしたかたもいます。そのかたはほぼ寝たきりになり、治すのに丸3年かかりました。やはりあらゆる養生のなかでも、睡眠は基本のキであると思います。

お肌・アレルギーによる不調

アトピー

ただかゆみをおさえるだけでなく腎を元気にすることが根本的な解決に

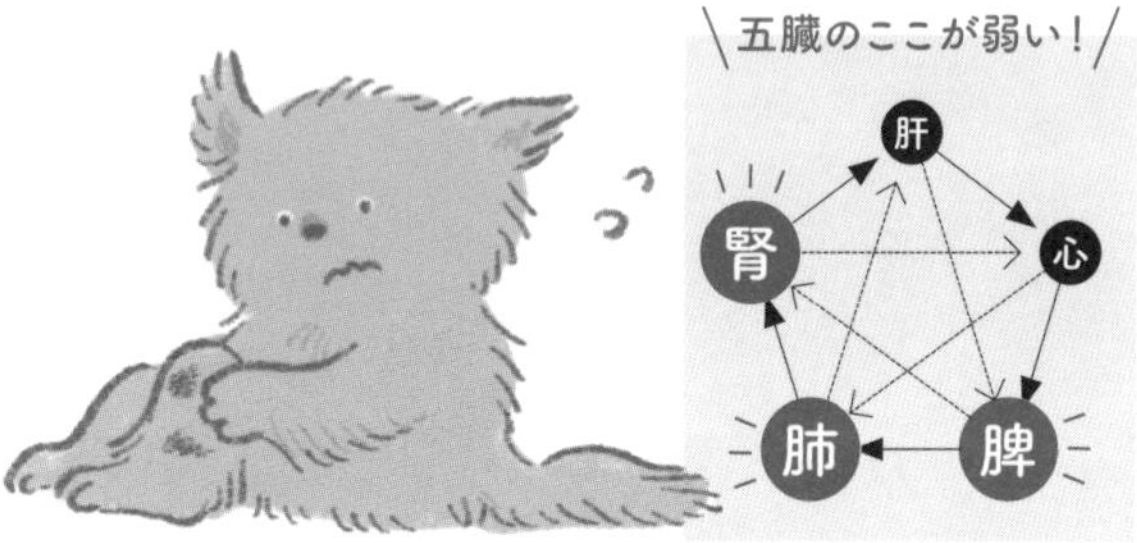

アトピー性皮膚炎のかたに多いのが、熱を冷ます力が弱く、体のなかに熱がこもりやすいかたです。体内が熱いと水分が蒸発してかわき、乾燥がすすんでしまうのですが、ただ熱をとるだけでは根本的な解決にはなりません。

アトピーのお悩みを解消するには、ただかゆみをとり、炎症をしずめるのではなく、私たちの生命力の源である「腎（P.29）」を元気にすることが最初の一歩だと考えています。腎が元気になると回復力そのものが高まるので、アトピーも治りやすくなるのです。

また、アトピーは交感神経が優位のときに出やすいのですが、神経がたかぶっていると体の消耗もはげしいので治りにくくなります。そのため、自律神経のバランスをととのえることも必要で、腎はそのためにも使われます。

そこで押したいのが、復溜《ふくりゅう》

と大椎《だいつい》という、2つのツボです。
復溜には補腎の働きがあり、腎を元気にして回復力を高めるのに最適です。復溜は主に体を温め、回復力をおぎなうとともに、体内の不要なものを排出する働きがあります。大椎は体の表面に近いところの熱をとるのに効果的です。

なお、かゆみをおさえたいときは曲池（P・113）のツボも有効です。復溜と大椎で根本的なところを治しつつ、曲池でその場のかゆみをしずめるのがよいでしょう。

Let's ツボ押し

大椎《だいつい》　押し方：瀉《しゃ》

下を向いたときに出っ張る首の付け根の骨の下にあるくぼみにあります。人さし指や中指でもむように押してください。鋭い痛みが感じられればOKです。

これは「特効穴《とっこうけつ》」と呼ばれるツボのひとつで、よく効くツボです。鍼《はり》をさすのが効果的ですが、その場合はかならず専門家にお願いしてください。

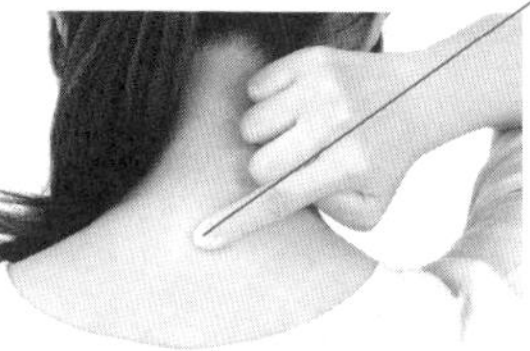

このツボもおすすめ！
曲池 → P.113
中脘 → P.56
足三里 → P.67

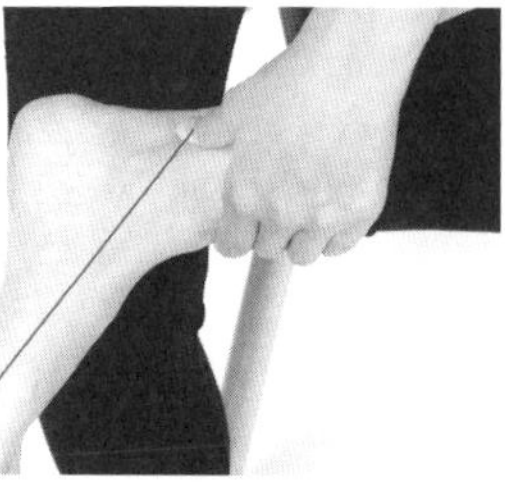

復溜《ふくりゅう》　押し方：補

アキレス腱《けん》のすぐ横、内くるぶしから指3本分上にあります。気持ちがいいくらいの強さで、親指でじっくりと押してください。

腎は体の深いところにあるので、効果が出るまでは時間がかかります。毎日コツコツ押していると忘れたころに効果が出てくるので、気長に頑張りましょう。

Let's 養生

自分の生活スタイルを書き出してパターンを見つけて

熱の原料となる脂っこいもの、辛いもの、甘いもの、高カロリーなもの、味の濃いもの（塩分の高いもの）、アルコール類を避けるのが必須《ひっす》。また、肌荒れの症状を引き起こしたり、悪化させたりする「発物食材（P.119）」も避けましょう。アトピーの炎症が出ているときは、おかゆと味噌汁くらいで過ごし、おさまってから普通食にもどしてください。

アトピーは引っかかないことが大切なので、爪を短く切っておくこと。そして保湿クリームを持ち歩き、手を洗うごとにぬるようにしましょう。自宅では水場のあるところすべてに保湿クリームを置いておくといいですね。

それから睡眠をしっかりとって、リラックスして過ごしましょう。前述のとおり、交感神経が高まると炎症が出ることが多いので、無理せずゆっくり過ごすこと。質のよい睡眠をとって、寝ている間に体内の臓器をしっかり休め、炎症をしずめる力をやしないたいです。

なお、アトピーに悩んでいるかたは一度、ご自分の生活スタイルを書き出してみることをおすすめします。食べたものや飲んだもののほか、便の状態やストレスの有無、睡眠時間などを書き出し、アトピーの度合いと見比べてみると、炎症がひどくなる原因のパターンを見つけられることがあります。

Column

子どものアトピー対策には

子どものアトピー改善には、胃腸のケアをおこなうことが多いです。子どもの胃腸は未発達でとても弱い状態なので、不純物が体に残り、それがアトピーにつながっていることもあります。そのときは中脘《ちゅうかん》や足三里《あしさんり》のツボを使います。それでも治らない子は、やはり腎にトラブルが生じていることがありますね。ちなみに、私（中神）の子は1歳から薬と養生を使って、5歳までに治すことができました。

Column

肌に傷あとを残したくない！
傷ややけどのときにおすすめの漢方の塗り薬

加齢とともに、肌にできた傷の治りが遅くなり、残ってしまうことがあります。とくに深い傷は治りきるまでに時間がかかり、やはり傷あとが残りがちです。

しかし、傷を治すのによい漢方の軟膏があります。「紫雲膏《しうんこう》」というもので、やけどや傷の治療におすすめの塗り薬です。傷あとが残りにくく、きれいになりやすいので重宝しています。

私（櫻井）自身、料理中にかなり深く指を切ってしまったことがあるのですが、傷口に紫雲膏をたっぷり塗り、ばんそうこうを巻いておいたら、数日で傷あともなくきれいに治ったことがあります。別のタイミングで、同様に指に深い傷を負ったときに市販の抗生物質配合の軟膏を塗ってばんそうこうを巻いておいたことがあるのですが、そのときは傷がうまく治らず、今でもあとが残っています。

ただ、紫雲膏は油脂の多い薬なので、化膿しているところやジュクジュクしているところには使わないほうがよいでしょう。

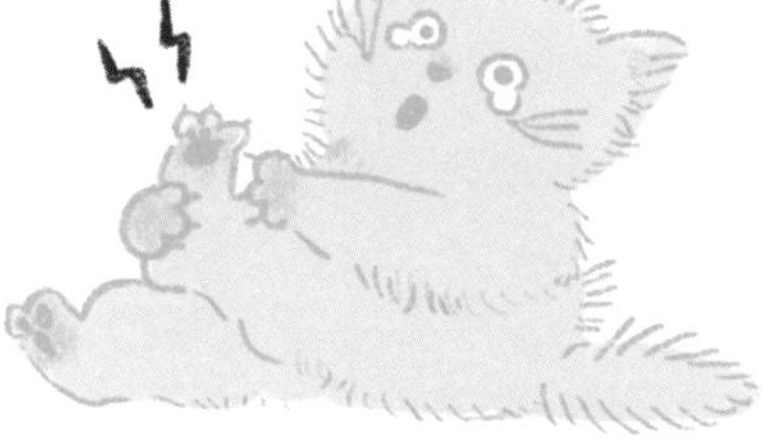

アレルギー（花粉症など）

花粉が一粒入ってきただけで総攻撃をしかけているような過剰反応状態

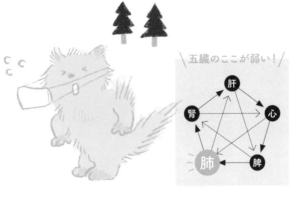

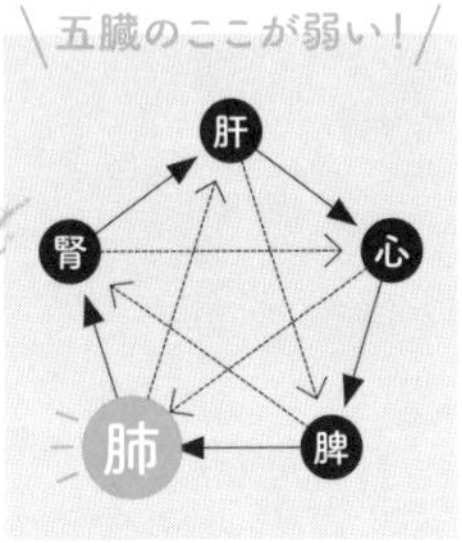

アレルギーは免疫が暴走することで起こります。よく花粉症などのアレルギーが出たときに「免疫が弱っている」と考えるかたがいますが、実はその反対で過剰に反応しすぎているため、言ってみれば花粉が一粒入ってきただけで総攻撃をしかけているような状態です。

　その状態を東洋医学（中医学）では、体を外敵から守れなくなっていると考えます。本来、体の周りにあるべきバリアが弱まっているので、その力をあげるために使うツボが太淵《たいえん》です。そして、実際に起きている症状（かゆみ、鼻水、炎症）を散らすために使うのが、列缺《れっけつ》です。一般的には花粉やウイルス、菌などは鼻やのどから入ってくると考えられますが、東洋医学では「皮膚にくっつくもの」とされています。そのため、体内に外向きの風を起こし、皮膚についたアレルゲンを吹き飛ばすために、列缺が効果的なのです。

列缺《れっけつ》 押し方 瀉

手首の側面にあり、親指の下にある大きな骨の横、少しくぼんだところにあります。人さし指で強めに押しながら軽く揺らしてください。
さわると痛く、敏感なところで鍼治療のときもよく使われます。

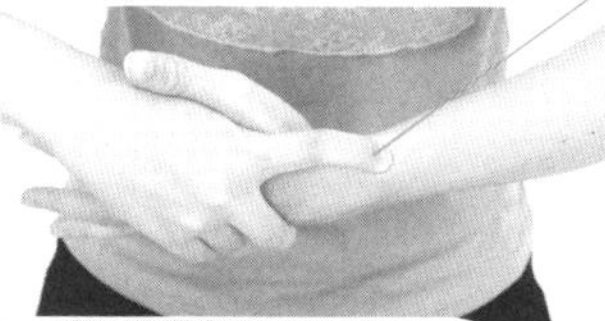

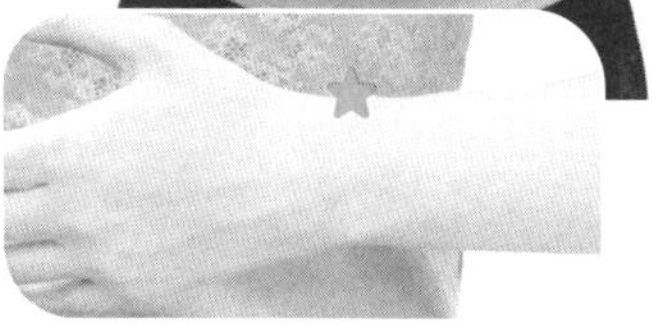

参考にしたいツボ

期門 → P.65
章門 → P.69

Let's ツボ押し

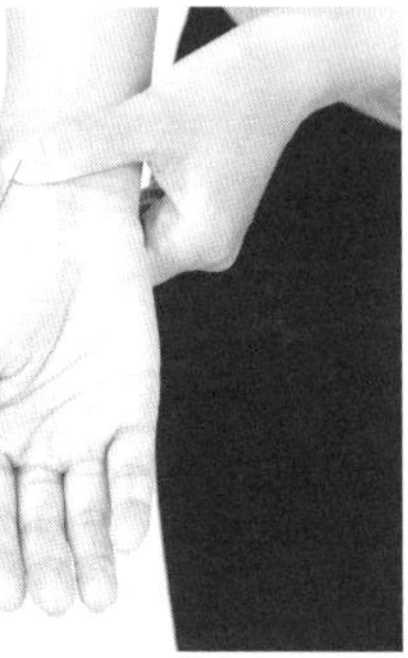

太淵《たいえん》 押し方 補

手首を内側に曲げたときに出てくる、一番太いシワの親指側の端にあります。ちょうど脈がふれる、少しくぼんだところです。
指の腹を使って1～3分、やさしく押し続けてください。

Let's 養生

海藻類を食べることで炎症をしずめる効果あり

皮膚は五臓六腑《ごぞうろっぷ》のうち「肺」とかかわりがあるので、肺を強くすることが皮膚や粘膜を強くすることにつながります。肺の養生には、朝早い時間に動くことが大切。まだ交通量が少ない早朝に深呼吸をしましょう。水にストローをさして何度か思いっきり息を吐き、ぶくぶくさせて肺活量をきたえるのもおすすめ。

　肺は大腸ともつながっているので、腸によい食材をとり入れましょう。とくに海藻類は「清熱化痰《せいねつかたん》」という働きがあり、炎症をしずめて痰をなくすのに効果的です。

　なお、アレルギーには体質に関係なく「黄耆《おうぎ》」という生薬が入った漢方薬がよく効きますよ。

体にたまったゴミが健康に悪影響をおよぼす
体にとって余分な「痰湿《たんしつ》」と「瘀血《おけつ》」とは

　東洋医学（中医学）において、体内にたまりやすい余分なものの代表に「痰湿」と「瘀血」があります。不規則な食生活や運動不足、冷え、ストレスなどによって、体内にゴミのようなものがたまることで引き起こされます。それぞれについて詳しく解説しましょう。

【痰湿】

　痰湿とは、体内で処理できなかった食べものや飲みもののカスがたまったものです。脂っこいもの、甘いもの、味の濃いもの、生もの、冷たいもの、過剰な水分は消化吸収の負担になりやすく、胃腸を弱らせます。偏食気味でこれらを食べすぎていると、体にとって不要なものを排出する力が低下し、ヘドロのような痰湿がたまってしまうのです。

　次のチェックリストで1つでも当てはまるならば、痰湿がたまっている可能性があります。

●むくみやすい
●舌の苔が厚くなっている
●口の中がねばねばしている、
　または乾燥している
●食欲不振
●痰がよく出る
●痰がからんだ咳が出る
●吐き気がする
●めまいがする
●胸苦しさや、のどの詰まりがある
●手足にしびれや痛みがある

　痰湿の有無は、舌の苔を見ると判断しやすいです。舌本来の色が見えないほど、べったりと苔が濃くついていたり、口の中がベタついたり、甘く感じたりする場合は要注意。

　痰湿はヘドロのようなもので、ぬめりがあるため、一度つくと取りのぞくのがとても大変です。東洋医学（中医学）には「怪病《かいびょう》多痰《たたん》」という言葉があって、原因のよくわからない病気には痰湿が関与している、と考えられているほどです。

痰湿には有形のものと無形のものがあります。有形はのどにからんで口から吐き出す、いわゆる痰のこと。無形は体内にあり、目に見えず、触れることもできない痰のことです。

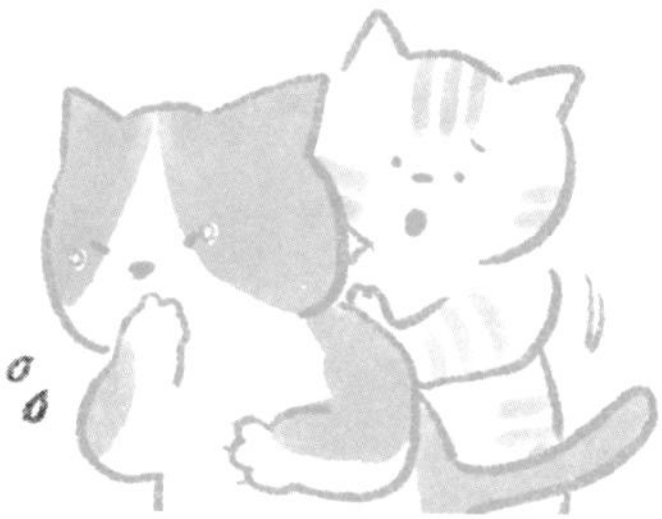

無形の痰が原因でよくある症状のひとつに「梅核気《ばいかくき》」というものがあります。のどが梅干大のものが詰まったような感じがして、呼吸が苦しいという経験をしたことはありませんか？　主にストレスによって消化・排出機能が低下してしまい、余分な痰湿がのどに詰まった状態で、吐き出すことも飲み込むこともできないのに異物感があります。

さらに痰湿は心に影響を与えることもあります。理由もなく不安になったり、怖くなったりするほか、悪化すると幻覚が見えるなど精神に混乱が生じることも。実際に「外に出るのが怖い」というお悩みを抱える人に対して、痰湿を出す作用のある薬を処方することもあります。

痰湿をためないために大切なのは、適度な運動とバランスのとれた食生活。食事では、痰をとる食材をとり入れましょう。玄米、里芋、こんにゃく、豆乳、春菊、大根、高菜、たけのこ、エリンギ、にんにく、あおさ、こんぶ、わかめ、のり、あさり、はまぐり、梨、洋梨、ゆず、プーアル茶などがあります。

甘いものには注意が必要で、洋菓子は痰湿がたまりやすくなります。甘いものが食べたいときは、果物（みかん、りんご、柿、いちご）、干し柿、干しいも、和菓子がよいでしょう。

余分な水分をとらないことも必要です。冷たいものや生ものも避けましょう。そのうえで、玄米、雑穀、たけのこ、ごぼう、冬瓜、海藻、こんにゃく、緑豆、あさり、しじみ、プーアル茶など、不要な水分を排出する食べ物をとり入れてください。

Column

ストレスも胃腸の排出力を低下させ、痰湿を生み出す原因となります。好きなことをして発散したり、オンとオフを切り替えたりして、なるべくストレス解消を心がけましょう。好きな香りをかぐだけでもストレス軽減に役立ちますので、香水やアロマもうまく活用するといいですね。

【瘀血】

血流が悪くなってドロドロになった血のことを「瘀血」と言います。偏食や運動不足、冷え、ストレスなどによって血流が悪くなったことで血がドロドロになって瘀血になるのです。

あなたの血はドロドロになっていませんか？　次のチェックリストで1つでも当てはまるならば、瘀血になっている可能性があります。

- 動悸や不整脈がある
- 体が冷えたりのぼせたりする
- クマやシミができやすい
- 頭痛、肩こり、生理痛などがある
- 皮膚がザラザラしている
- 唇や舌が紫っぽく、暗い色である
- 痔がある
- 子宮内膜症や筋腫がある

瘀血になる原因はさまざまです。まず、ストレスによって気と血がめぐらなくなったこと。また、辛い食べものや脂っこいものを食べすぎたり、酒を飲みすぎたり、イライラやうつうつとした気持ちが続いたりすると、熱がこもって瘀血になります。ほかにも、冷えや内出血、病気などで体を温められずに血がめぐらないことも原因です。

瘀血の予防には、冷やさないこと、ストレスをためないこと。それから、適度な運動も大切です。また、痰湿も瘀血の原因になり得るので、痰湿がたまらない生活も心がけましょう。血流をめぐらす食材リスト（P.108）を活用してください。

なお、瘀血になってしまった場合は、活血剤といって血液のドロドロをなくして血管を柔軟にし、血をいきいきとめぐらせる生薬が含まれた漢方薬を使うこともあります。

サラサラの血であれば、冷え知らずになるほか、肌荒れや肩こり、関節痛、腰痛、頭痛、生理痛、更年期障害の軽減、認知症対策にもなりますよ。

PART

5

リラックスしにくい人へ

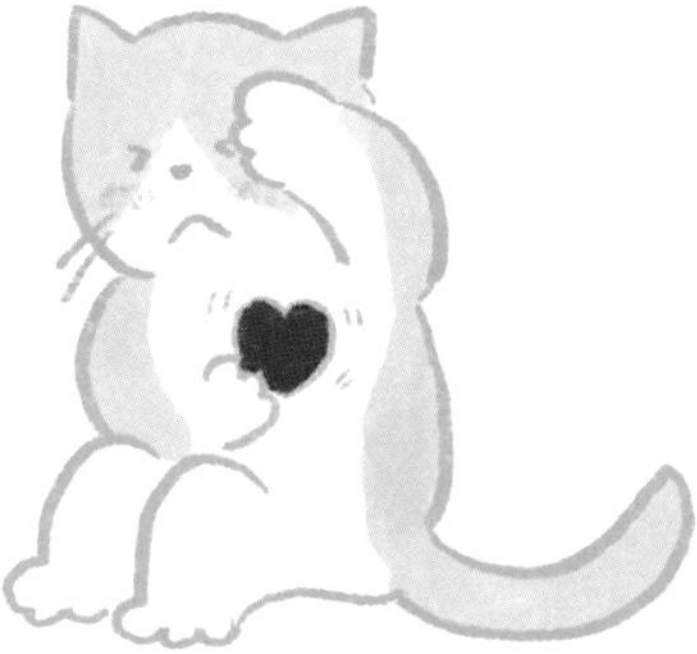

心がざわついてリラックスできないせいで
生じることの多い、
めまいや頭痛、耳鳴りなどのお悩みはこちらに。

リラックスしにくい人にはこんな悩みがあります

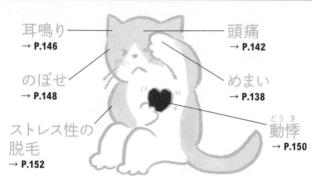

自然にふれることでストレスホルモンが軽減

自然とストレスホルモン（コルチゾール）の量には関連性があり、人は木の下にいるだけでコルチゾールの値が下がる※ことが検証されています。

そのため、リラックスするには、自然にふれることがもっとも大切です。広い空をながめたり、公園の草に寝転んだり、土の上にはだしで立ったり、木々にふれたり、小鳥の声を聴いたりと、自然のなかで五感をフルに使い、自然にふれましょう。

ただ、都市部で生まれ育った人のなかには、自然にいると逆に緊張してしまうというケースもあります。その場合は無理をしないこと。わざわざ大自然に行く必要はないので、映像や画像を見たり、川のせせらぎ音を聴いたりするだけでもよいでしょう。

リラックスしにくい人が早く眠るためには

リラックスできず、めまいや頭痛などの症状をかかえるかたの相談をたくさん受けますが、実はアドバイスするのがむずかしいジャンルです。というのも、リラックスしにくいかたの多くが頭も心もぎゅっとこわばった

※『フロンティアーズ・イン・サイコロジー（Frontiers in Psychology）』に掲載された、米ミシガン大学のマリーキャロル・ハンター博士による論文より

「楽しみ！」と感じるものを見つけられたとき、今までの習慣から抜け出すチャンス

状態なので、私たちからのアドバイスが届きにくく、漢方薬や鍼灸《しんきゅう》もなじみにくいことが多いのです。

とくに、他人も自分も攻撃するタイプのかたは優しくて気の回るかたが多いのですが、何かを言われたときに無意識に「攻撃だ」と判断してしまうので、アドバイスが頭に入っていかないことがあります。また、不安になりやすいかたも、どんな治療をしてもいつまでも不安が解消されない傾向にあります。リラックスするには何よりも早寝早起きが大切なのですが、このタイプのかたがたに「早く寝てください」と言っても、すんなりと習慣を変えることはむずかしいかもしれません。

でも以前「Pokémon Sleep（ポケモンスリープ）」というアプリ（スマートフォン向けの睡眠ゲームアプリで、プレーヤーの睡眠時間や質にあわせてポケモンが育成されるもの）にハマることで、夜更かしの習慣を変えられたかたがいました。このように本人が「早く寝るのが楽しみ」と思える何かに出会うことで、不規則な生活からスムーズに抜け出せることもあります。何が功を奏するかはわからないもの。あきらめないことも大切なのです。

リラックスしにくい人へ

めまい

歩いているとき、立ち上がったとき……
めまいのタイプごとに原因がある！

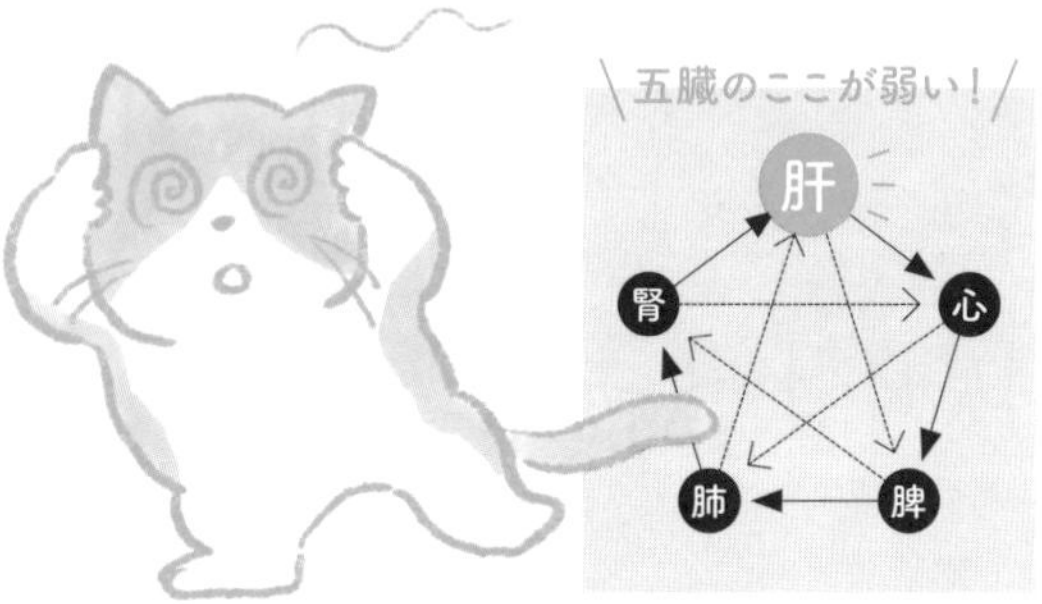

めまいにはいくつかの種類があると考えられています。次の①②③については、ここで紹介するツボと養生が効果的です。

①歩いているときにふらふらとした浮遊感があるタイプ＝原因としては加齢によって体が弱ったことや過労、ホルモンバランスの乱れがあります。

②急に立ち上がったときにふらつく、立ちくらみタイプ＝体内のエネルギーや血液が不足したときに起こります。このタイプは脳が栄養不足の状態なので、とにかく休むことも大切です。

③地面がふわふわとして、綿の上を歩いている感覚があるタイプ＝精神的ストレスによる影響のほか、高血圧も考えられます。ストレスの中でも、とくに怒りが原因でめまいが起こることが多いので、カッとなりやすい人は要注意ですよ。

④動いていないのに回転性のめまいがある＝余分なものが体の中にたまっているときに起こる

めまいです。原因として食べすぎや飲みすぎ、過度なストレス、虚弱体質での胃腸の弱りなどがあり、これを解消するにはＰＡＲＴ２に出てくるツボ（消化器の症状をととのえるツボ）をすべて押し、食事をととのえることが何よりも大切。脂っこいものや冷たいもの、甘いものを避けて胃腸をケアしましょう。食事に気をつけたうえで、「半夏《はんげ》白《びゃく》朮《じゅつ》天《てん》麻《ま》湯《とう》」を飲むのもおすすめですよ。疲れやすく、舌に白い苔《こけ》がべったりついて、めまいがしやすいときによく効きます。効果が出るまで時間がかかるので、じっくり飲み続けてください。

Let's ツボ押し

百会《ひゃくえ》 押し方 瀉《しゃ》

百会は頭頂部にあります。できれば交感神経がオンになっている日中、痛みを感じるくらい強めに押してください。強く押すことで頭部に上がっている陽気を抜き、興奮をおさえることで、めまいをしずめることができます。

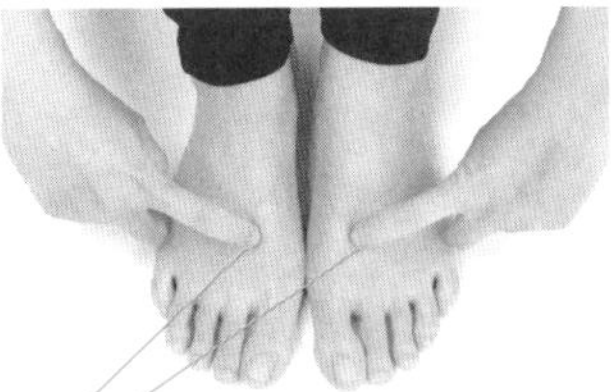

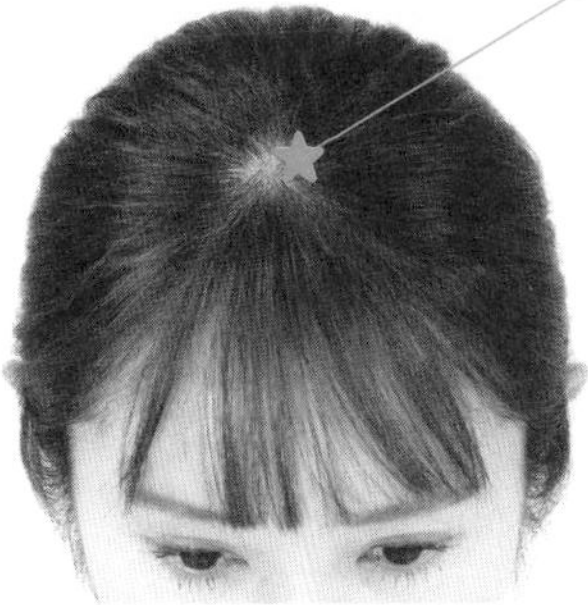

太衝《たいしょう》 押し方 補＋瀉《しゃ》

足の親指と人さし指の骨の間をなで上げていくと、２本の骨が交わる手前で自然と止まる位置にあるツボです。
ストレス性のめまいのときは、頭が充血している状態です。それをおさえるように強めに押しましょう。いっぽう、立ちくらみのときは強い刺激を与えないほうがよいので、軽めにやさしく押してください。

参考にしたいツボ　三陰交 → P.100

Let's 養生

足腰を温めることで「陽気」を正しい位置にもどす

半身浴で下半身を温めましょう。東洋医学（中医学）には「陽気」といって、体を温めて活動させるためのエネルギーが体内にあると考えられています。陽気はもともと足腰にあるものですが、めまいが起きているときは陽気が頭のほうに上がっている状態です。半身浴で足腰を温め、陽気を本来の位置にもどしましょう。半身浴は興奮をおさめるのにも効果的です。

リラックスすることが何よりも大切なので、忙しくても深呼吸する時間を大切に。夜もできるだけ早く寝てくださいね。

食べものは、レモンやオレンジ、グレープフルーツなどのかんきつ類がおすすめ。香りが大切なので、よく香りをかぎながら食べましょう。また、貝類はのぼせを冷ます効果があるので、あさりやしじみ、はまぐりなどの貝類もおすすめです。ほかにも、トマトやピーマン、セロリなどもクールダウンさせるのによい食材なので、ミネストローネスープをつくってもいいですね。

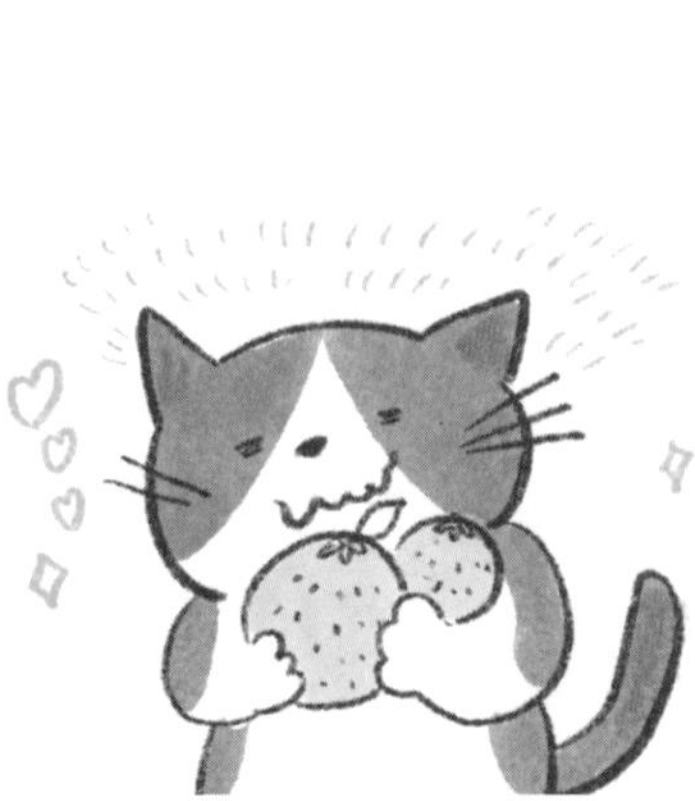

Column

不調の原因を自分で推察できる!?
臓器や味、感情のかかわりを知る「五行式体表《ごぎょうしきたいひょう》」

東洋医学（中医学）には「五行式体表」というものがあります。自然界のあらゆるものを「木」「火」「土」「金」「水」の5つ、すなわち「五行」に分類した東洋哲学の一種で、それぞれに人間の体や臓器、色、味、季節、感情などがあてはめられています。

この表を用いると、自分の体の不調がどことつながっているかを推察することができます。たとえば、鼻づまりに悩んでいる場合、同じ「金」のゾーンを見ると「肺」や「大腸」から来ている不調の可能性が考えられます。また、「悲」も同じグループなので、理由もなく悲しくなることがあるかもしれません。

不調を抱えたときは、まず「人体」の項目を見て、それぞれのかかわりを知るところから始めましょう。

五行		木	火	土	金	水
自然界	五味	酸	苦	甘	辛	鹹
	五方	東	南	中	西	北
	五色	青	赤	黄	白	黒
	五化	生	長	化	収	蔵
	五気	風	熱	湿	燥	寒
	五季	春	夏	長夏	秋	冬
人体	五臓	肝	心	脾	肺	腎
	五腑	胆	小腸	胃	大腸	膀胱
	五官	目	舌	口	鼻	耳
	五声	呼	笑	歌	哭	呻
	形体	筋	脉	肉	皮毛	骨
	情志	怒	喜	思	悲	恐

頭痛

痛い部分と症状しだいで押すべきツボと養生が変わる

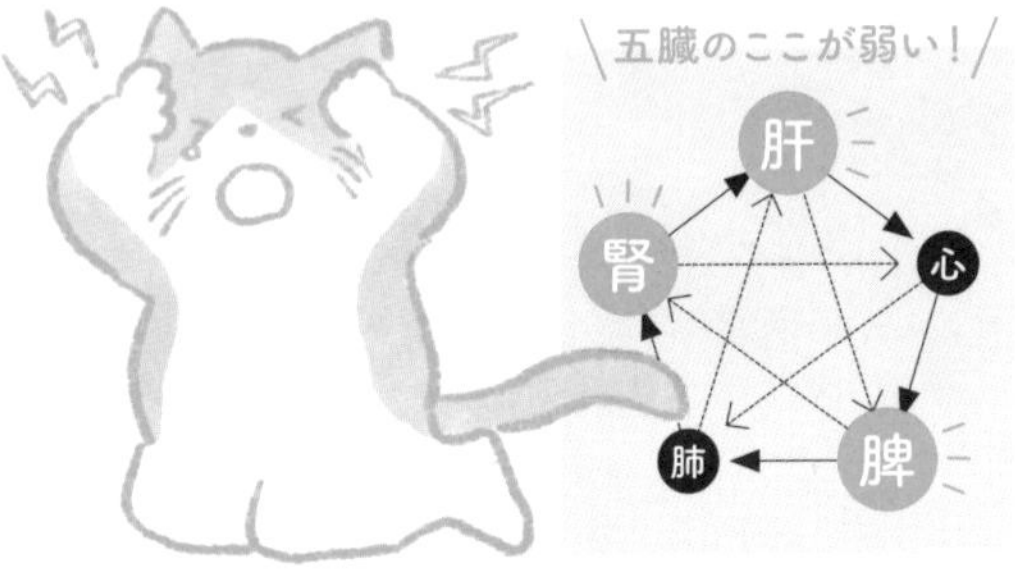

頭痛に悩んでいる人はたくさんいますが、原因がわからないことが多く、痛みを軽くすることはできても治すことがむずかしい病気です。私たちの患者さんで頭痛に悩むかたは40～50代の女性が多く、更年期などでのホルモンバランスの乱れが影響することもあります。

どこが痛いかがわかれば原因と押すべきツボがわかる

考えられる原因と押したほうがよいツボは、頭のどこが痛むかによって変わります。

●**おでこが痛い場合**
…胃腸に問題があることが多いです。足三里のツボがききます。

●**頭の横（側頭部）が痛い場合**
…自律神経が乱れているほか、過度なストレス、生理周期の乱れが原因のこともあります。太衝のツボが効きます。

●**頭頂部が痛い場合**
…ホルモンバランスの乱れと過

度なストレスが原因のことが多いです。この場合、「呉茱萸《ごしゅゆ》」という生薬が効果的で、それをふくむ漢方薬に「呉茱萸湯《ごしゅゆとう》」があります。おなかを温めることで、頭痛をしずめる薬です。

●目の奥が痛い場合

…目の使いすぎのほか、体のなかの気のめぐりが悪くなっていることも原因のひとつ。太陽のツボに、できればお灸《きゅう》をすると効果抜群です。

専門家は顔色を見ることでトラブルのもとを探る

患者さんに痛む場所をヒアリングする以外に、専門家は顔の色を見ることで弱っている箇所をつきとめることがあります。東洋医学（中医学）には「五行色体表《ごぎょうしきたいひょう》」といって、五行（「木」「火」「土」「金」「水」）それぞれに色や季節、感情、味などを当てはめた表があります（P・141）。

その表にのっとって顔色を見ていくと、顔色が黄みがかっている場合は胃腸に、赤い場合は心臓に、白い場合は肺（呼吸器）に、青い場合は肝臓に、黒い場合は腎臓になんらかのトラブルがあると考えます。

頭痛のように原因がわからないときは、五行色体表とてらしあわせて原因を探ります。

症状から足りないものを見きわめ養生でおぎなう

頭痛の養生は「どんな症状があるか」から考えていきます。

頭痛といっても、ズキズキと続く鈍痛もあれば、ガンガンとはげしい痛みや、ピンポイントでつきさすような痛みもあります。吐き気をともなうものもあれば、くりかえすタイプのものなど、実にさまざまです。

症状から、体の中に「なにが足りないのか」「なにが不要なのか」を見きわめ、養生を通しておぎなったり、取りのぞいたりしていきます。具体的な養生はP・139をご覧ください。

足《あし》三《さん》里《り》

押し方 瀉《しゃ》

胃腸を元気にするツボです。胃腸に何らかの問題がある、おでこのあたりの頭痛のときに押しましょう。

ひざの皿の真下の少し外側にあるくぼみから、指４本分下です。親指で垂直にじっくりと押してください。

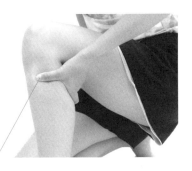

太《たい》衝《しょう》

押し方 瀉《しゃ》

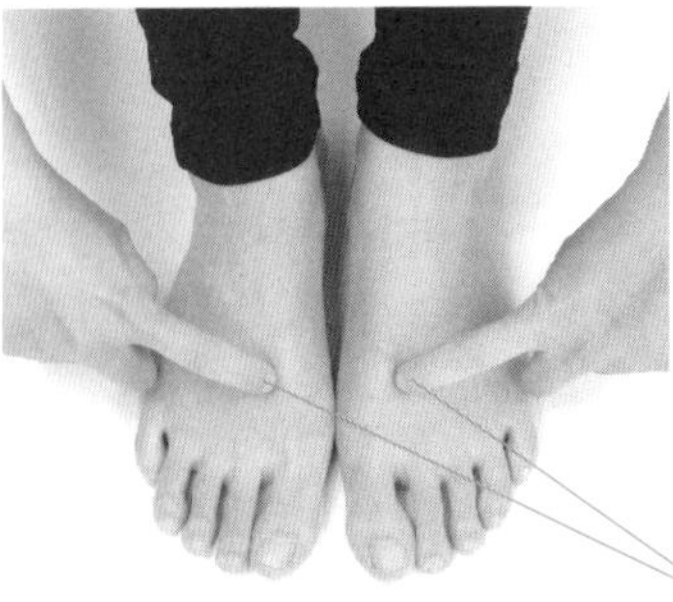

ストレス緩和の代表的な胃腸のツボです。気のめぐりをよくして、ストレスによって乱れた自律神経をととのえます。
足の親指と人さし指の骨の間をなで上げていくと、２本の骨が交わる手前で自然と止まる位置があります。１〜３分ほど押しましょう。

太《たい》陽《よう》

押し方 瀉《しゃ》

目の疲れやかすみ目からくる頭痛にきくツボです。

眉尻《まゆじり》と目尻をつないだ線の真ん中から少しこめかみ寄りにある、くぼみにあります。中指で左右同時に気持ちいいくらいの強さで押しましょう。

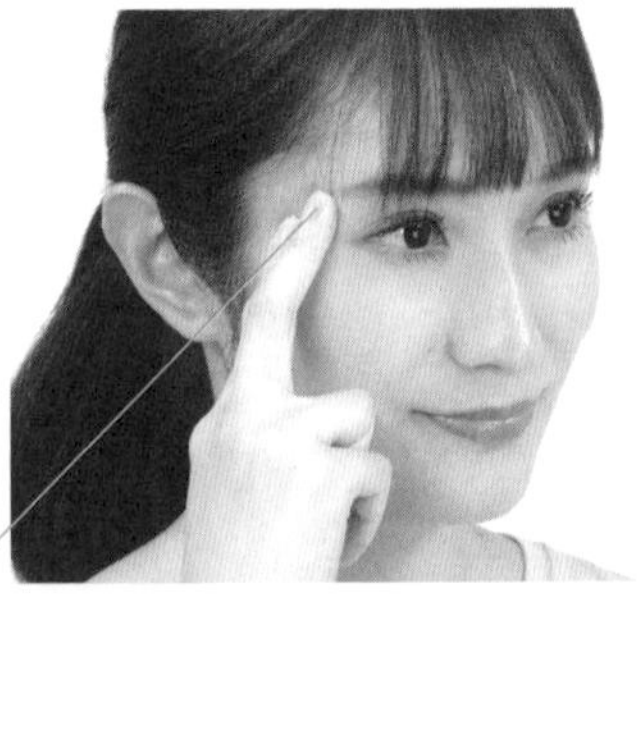

Let's 養生

さまざまな原因により痛み方も養生も変わる

頭痛にはさまざまなタイプがあり、それによって養生も変わります。

●**気虚《ききょ》頭痛（鈍痛があり、疲れると発生または悪化する）**…早く眠り、気をおぎなう食材（米やいも類、薄味のもの）を食べましょう。焼き肉は消化にエネルギーを使うので避けて。気を使うこと、しゃべりすぎること、はげしい運動もNG。

●**血虚《けっきょ》頭痛（はげしい頭痛ではないが頭がふらつく）**…血をおぎなう必要があるので、レバー（とくに鶏《とり》レバー）やハツ、黒豆、卵などを食べましょう。目を使いすぎないこと。

●**風痰《ふうたん》頭痛（くりかえしやすく、吐き気をともなう頭痛）**…いらないものが体にたまっているので、食べすぎ・飲みすぎ、味の濃いもの、甘いものを避けること。風を浴びると悪化しやすいので、強風の日は気をつけて。

●**瘀血《おけつ》頭痛（刺すような痛みがあり、夜や運動のときに悪化する）**…けがや手術などの外傷からくる内出血が原因のことが多いです。あずきや納豆、玉ねぎ、なす、ちんげんさい、桃、いわし、さんま、まぐろ、鮭、たら、紅茶、甘酒、お酢、サフラン、バラの花など、血行をよくする食材がおすすめです。

●**肝陽《かんよう》頭痛（くりかえしやすく、時間とともに痛みが増減する）**…体内の乾燥が原因なので、体内にうるおいを与える食材（P.72）を。早めに眠ること、ストレスを避けることも大切。

●**風寒《ふうかん》頭痛（冷えやさむけをともなう頭痛）&風熱《ふうねつ》頭痛（がんがん痛みがある頭痛）&風湿《ふうしつ》頭痛（頭をつつまれたような重い痛み）**…この3つは風邪《ふうじゃ》がベースにあるので、風邪を散らすことが大切です。そのためには「解《げ》表《ひょう》」という対策が必要。体の表面についた邪気をふきとばす働きのある、菊の花、しその葉、コリアンダー（パクチー）、ミントをとり入れましょう。

●**肝火《かんか》頭痛（怒りや悩みがあるときに起こる、拍動性の頭痛）**…ストレスが原因の頭痛なので、発散が大切。ストレスの原因から逃げられないなら、SNSでもよいので逃げ場所をもっておくこと。たまったドロドロした感情をノートに書き出す方法もおすすめですよ。

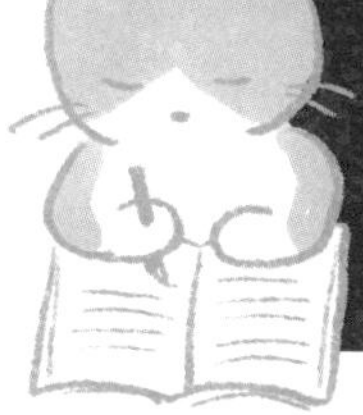

耳鳴り

精神的なストレスが原因で興奮状態で体に熱がこもってしまう

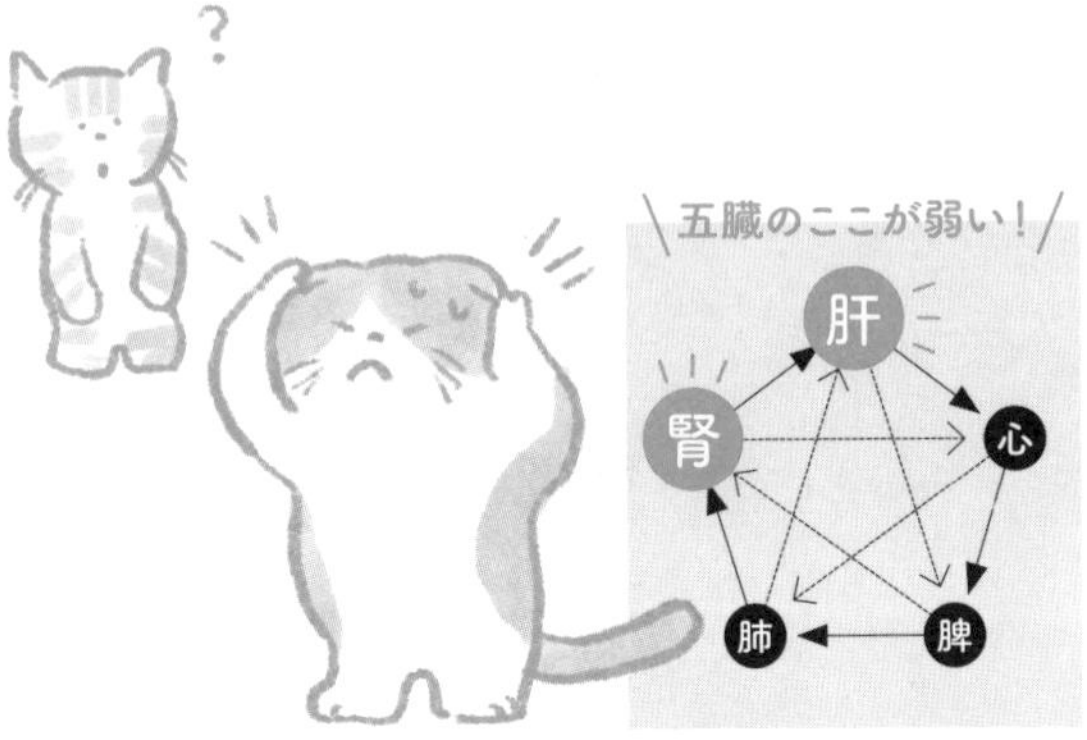

耳鳴りがあるときはほとんどの場合、精神的なストレスが原因です。強いストレスがかかると人は「陽」の気が強くなるので、興奮状態になって、体に熱がこもります。興奮状態のときには耳も過敏になるので、普段は聞こえない音まで拾ってしまい、それが耳鳴りにつながるのです。キーンというはげしい高温がうるさく聞こえるのが特徴です。

急なストレスの場合は大きな耳鳴り、小さなストレスがじわじわと重なった場合は小さな耳鳴りが起こります。今回ご紹介する3つのツボは、すべて耳の手前にならんでいます。3つ同時に押すことで、耳鳴りに効果があります。

なお、もうひとつ、腎が弱っているせいで耳鳴りが起きる場合があります。セミの鳴く音のような、ジーッという低い音が特徴ですが、この場合は腎兪《じんゆ》のツボ（P・49）が効果的です。

耳門《じもん》・聴宮《ちょうきゅう》・聴会《ちょうえ》

押し方 瀉《しゃ》

Let's ツボ押し

耳の調子をととのえるツボです。耳にたまった熱を分散させるため、3つのツボを同時に強く押すのがポイントです。

耳の手前に3つならんでおり、口を開くとあごの骨がずれて、耳の手前にスペースが空く場所にあります。指で強めにこすりましょう。

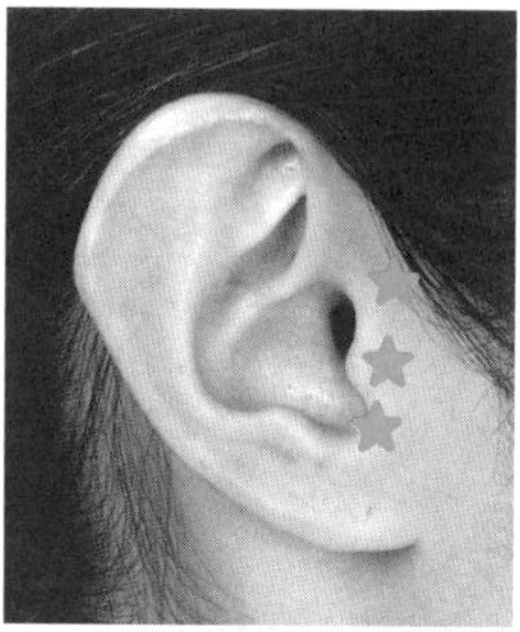

参考にしたいツボ　腎兪 → P.49

Let's 養生

頭に振動を与えて、頭の中に音を鳴らす耳の養生

「鳴天鼓《めいてんこ》」という耳を養生する方法があります。手のひらで耳の穴をふさぎながら、指先を後頭部に置き、人さし指を中指の上に重ねたら、人さし指で中指をはじきながら後頭部をトントンとたたきましょう。

こうして頭に振動を与え、頭の中に音を鳴らすことで、耳の鼓膜が正しく連動するようになるほか、血流もアップします。難聴やめまいのセルフケアにもなりますよ。

なお、私の患者さんでアーティストのかたが、耳鳴りがひどいときはノイズキャンセリングヘッドホンを使ってすべての音をシャットダウンして生活すると言っていました。それもひとつの手かもしれませんね。

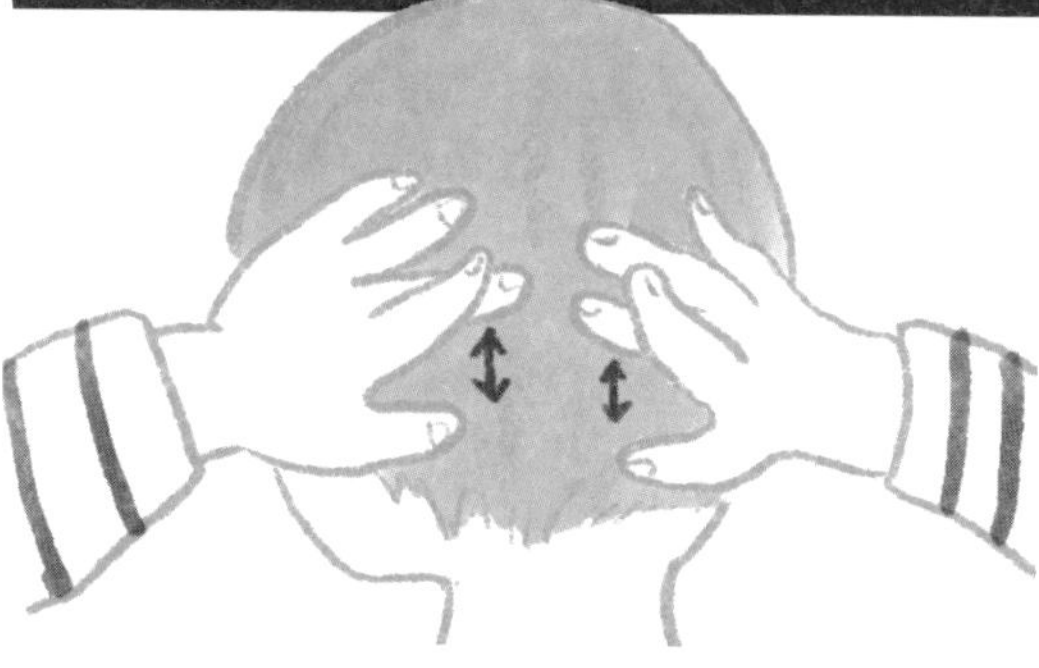

人さし指で中指をはじいて！

のぼせ

「肝」「脾《ひ》」「腎」それぞれの原因で出てくるのぼせ方が変わってくる

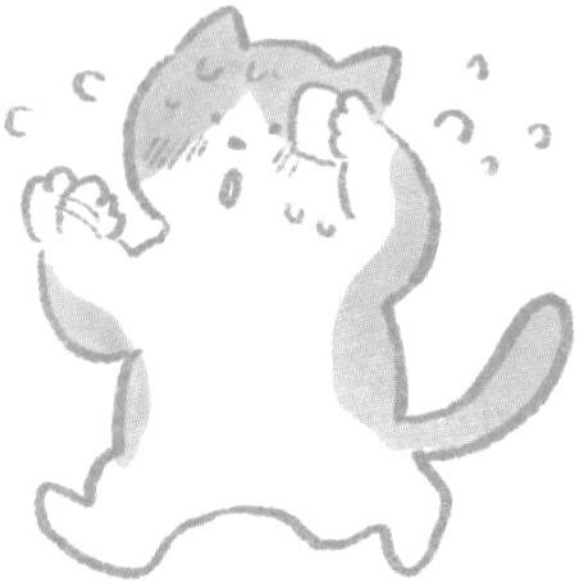

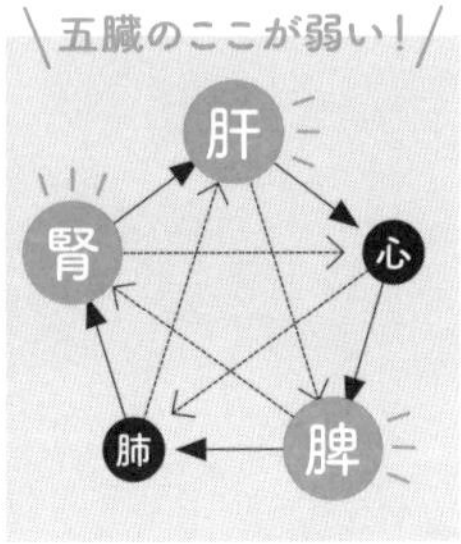

のぼせは「肝」「脾」「腎」の3つと関連していて、それぞれ症状が異なります。どの場合も、三陰交《さんいんこう》のツボがよく効きます。

●「肝」ののぼせ

…頭に血がのぼる、典型的なのぼせです。人の体の中をめぐる「気」は通常上下を行き来していますが、イライラしたり、怒ったりと強いストレスがかかると自律神経が乱れ、熱が頭にのぼりっぱなしになります。それがのぼせの原因になるのです。

●「脾」ののぼせ

…のぼせとあわせて胃腸の調子が悪くなったり、食欲が落ちたり、みぞおちのあたりが詰まる感じがしたりするタイプです。三陰交だけでなく、足三里《あしさんり》のツボもあわせるのがおすすめ。

●「腎」ののぼせ

…のぼせとあわせて足腰に力が入らなくなったり、のどが渇きやすくなったり、足の裏が熱くなったりします。復溜《ふくりゅう》のツボもあわせて押してください。

Let's ツボ押し

押し方

三《さん》陰《いん》交《こう》 補

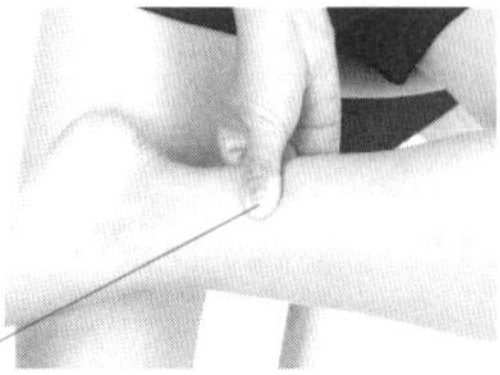

三陰交は肝・脾・腎すべてののぼせに対応します。「3つの陰が交わる」という文字通り、重要な経絡がすべて交わるため、万能なツボです。

内くるぶしの先端から指4本分上にあります。米粒くらい小さなツボなので、指の先端で細かく押して、やさしく刺激しましょう。

参考にしたいツボ　太衝→P.65、上脘→P.69、足三里→P.67、復溜→P.87

Let's 養生

「肝」「脾」「腎」それぞれで養生も変わってきます

「肝」ののぼせは、よく寝るのが一番。精神的にも肉体的にもゆるめることが大切なので、よい香りをかいだり、好きなものに没頭したりする時間をつくるほか、ゆったりした服を着たり、体（とくに側面）をよくストレッチしたりしましょう。

「脾」ののぼせは、食事に注意。脂っこいもの、味の濃いもの、甘いもの、過剰な水分をとりすぎないで。おなかがすいていないときは無理に食べず、一食スキップしましょう。

「腎」ののぼせは、骨に刺激を与えましょう。着地のたびにかかとが床につくようにジャンプすると全身の骨に刺激を与えられます。奥歯をカチカチさせるのも効果的です。

Column

更年期特有ののぼせとは？

更年期特有ののぼせとして、下半身は冷えているのに、頭はのぼせているパターンがあります。この場合は足腰を温めましょう。体を温めるエネルギーは腰にありますが、腰が冷えていると熱を腰にとどめておけず、熱が頭上に浮き上がってしまい、のぼせにつながります。半身浴などで足腰を温め、熱をもとの場所（腰）にもどしてください。

リラックスしにくい人へ

動悸

ストレスがかかって心臓のリズムが乱れることではげしい動悸に

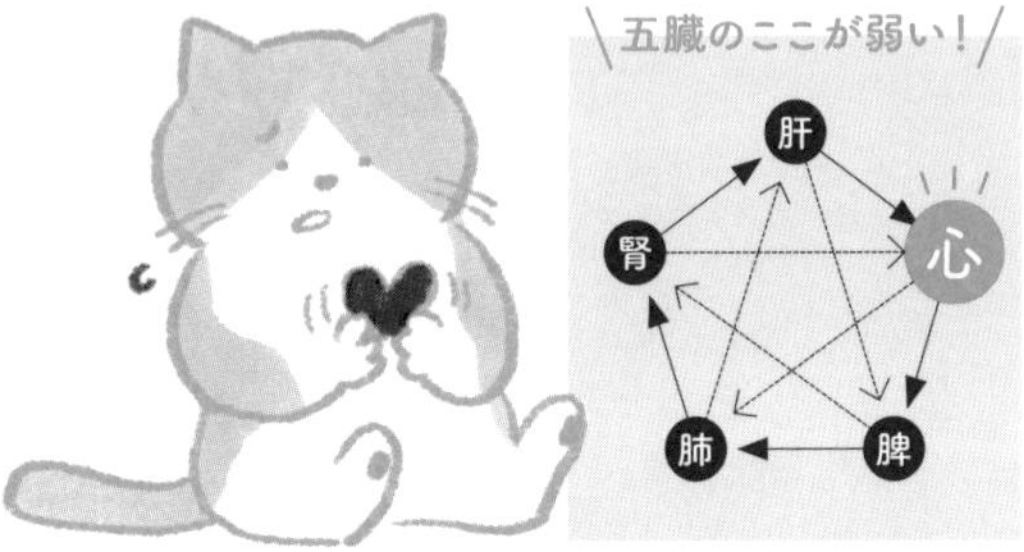

いやなことを言われたり、先のことを考えて不安になったりなどして強いストレスを受けると、心臓がドキドキしてくることがありますよね。これは強いストレスがかかったことで、自律神経のバランスが乱れるのにともない、心臓のリズムも乱れて、はげしい動悸が起こったためです。

　動悸を解消するには、もやもやした気分やうつうつとした気持ち、ぼんやりとした不安を発散させるのに効果的な「膻中《だんちゅう》」というツボを使います。気が集まるところの大元にあるツボで、もんもんとしてかたまった「気」をほぐし、散らすような効果があります。

　ちなみにこのツボは、強く押すと「気」を散らす効果がありますが、やさしく押すとエネルギーが補給され、元気が出るツボです。今回は強く押しますが、元気がないときはやさしく押してみてくださいね。

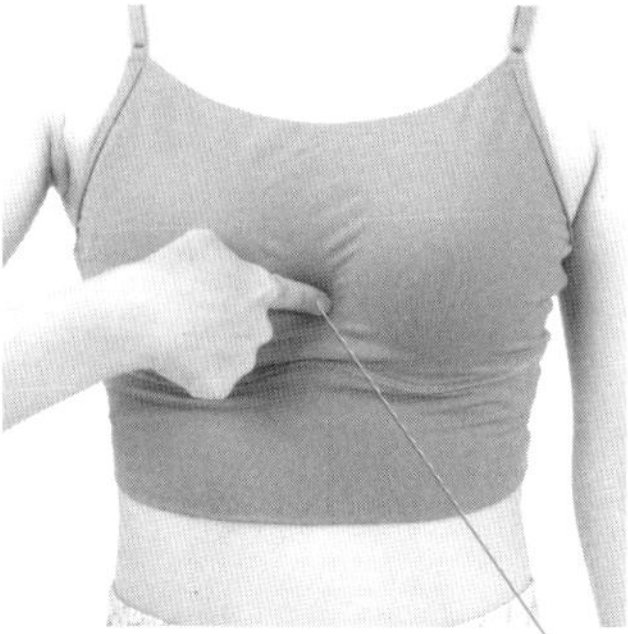

Let's ツボ押し

膻中《だんちゅう》　押し方 瀉《しゃ》

両方の胸（左右の乳首）の真ん中にあります。
不安を感じたときはツボににぎりこぶしをあて､強めに上下にさすってください。分数は気にせず、自分の気持ちが落ち着くまでしっかりとなでさすりましょう。

参考にしたいツボ　内関 → P.75

Let's 養生

意外とできている人が少ない「しっかり息を吐ききる」こと

リラックスが必要なので、深呼吸が大切！　とくに意識するのは「しっかり吐ききる」ことです。深呼吸が苦手な人は意外なほど多いもの。おなかをへこませながらゆっくり息を吐ききって、おなかをゆるめると、空気は自然に入ってきます。吸うときは、鼻から吸った空気が背骨を通り、骨盤のなかで広がるイメージをもってください。地面をしっかりふむことも大切です。

大きい声を出すことも効果的です。お風呂場《ふろば》で歌ったり、枕を口にあててさけんだりと、声をたくさん出してみましょう。おしゃべりするだけでも効果がありますよ。

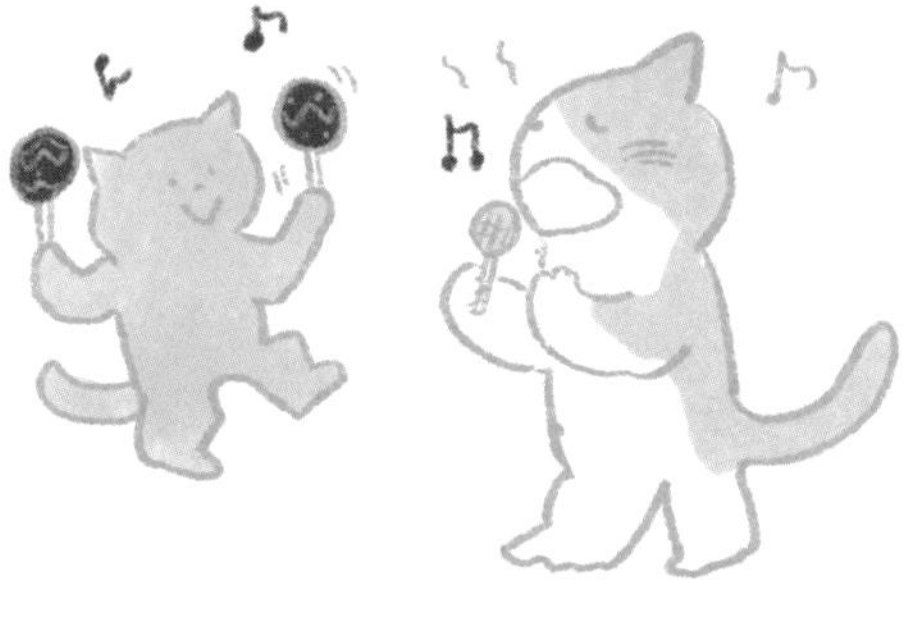

ストレス性の脱毛（円形脱毛症）

ストレスによって熱がこもり、風が生まれて髪が吹き飛ばされる

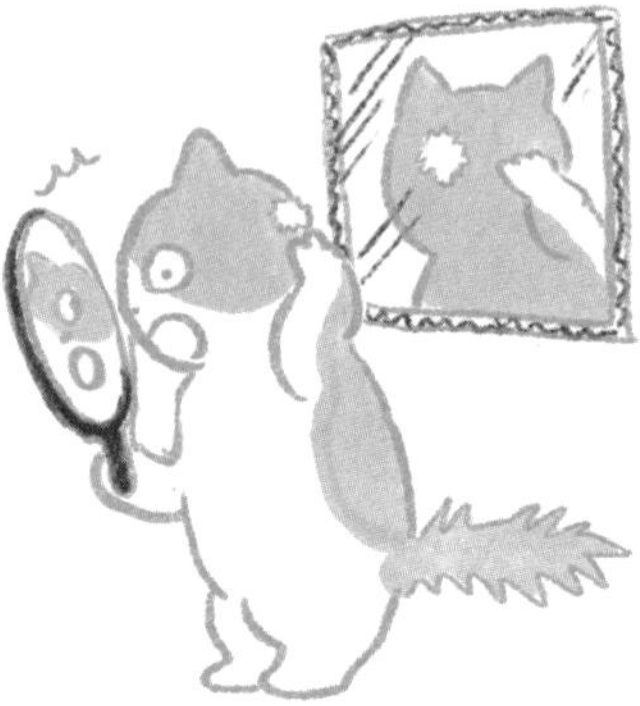

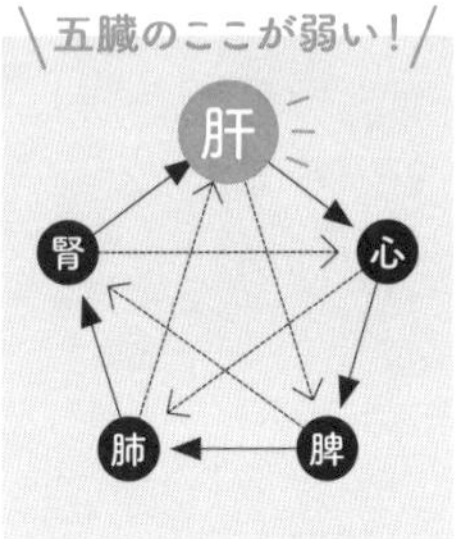

　精神的ストレスのせいで頭に熱がこもってしまった状態です。東洋医学（中医学）では、熱は風を生むと考えられているので、その風が髪を吹き飛ばすイメージで髪が抜け、薄毛や円形脱毛症になります。

　今回ご紹介するツボの中衝《ちゅうしょう》も風池《ふうち》も頭の熱を取るツボです。とくに、風池は脳みそまで冷やすので、首から上に不快感があるときに便利です。私たちも風邪をひきかけたときはいつも風池を押しています。目の痛み、のどの痛み、のぼせ、リンパの腫《は》れなどにも使えます。ちなみに、指先にあるツボは熱をとる性質があるので、ちょっと熱っぽいときに押すといいですよ。

　とにかくストレス要因から遠ざかることが第一ですが、よく眠ること、辛いものや脂っこいものは避けることといった、基本的な生活改善がまず必要になります。

Let's ツボ押し

風《ふう》池《ち》

押し方 瀉《しゃ》

首の後ろの中央から指４本分外側の髪の生え際にあるツボです。左の風池を押すときは右斜め上（右目のほう）、右の風池を押すときは左斜め上（左目のほう）に向けて指を押しあげます。左右両方を同時に、強めに１～３分ほど押しましょう。

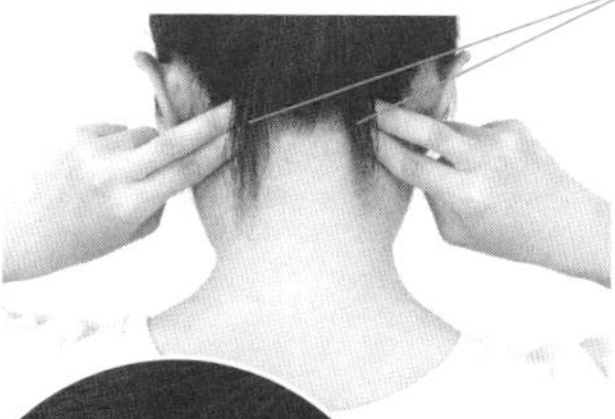

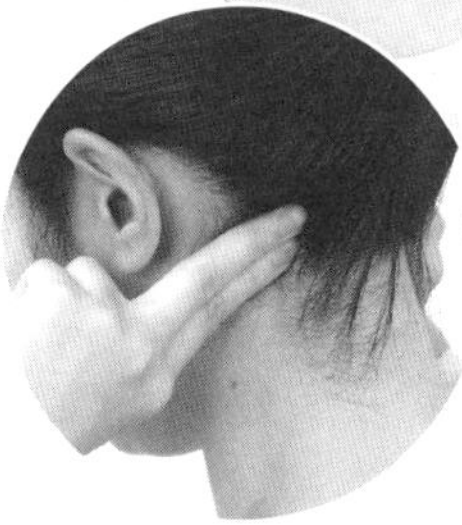

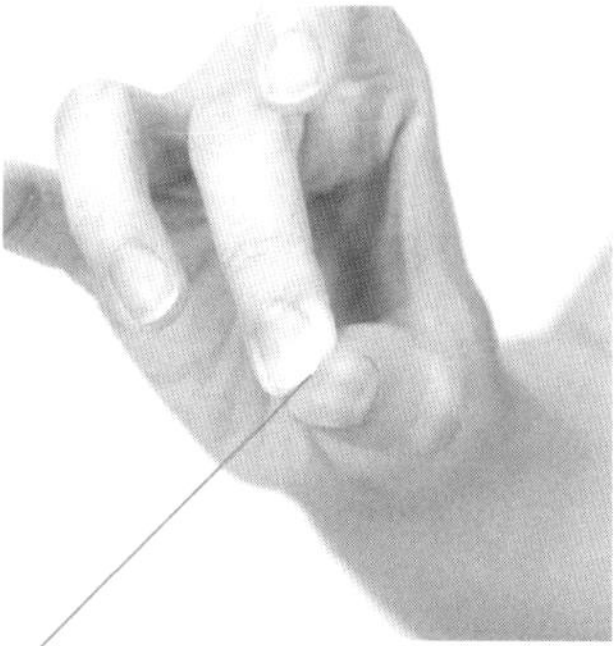

中《ちゅう》衝《しょう》

押し方 瀉《しゃ》

手の中指の先端にあり、心の興奮をしずめるツボです。親指と中指でわっかをつくり、親指の先端でリズミカルに押していきましょう。痛みを感じやすい敏感なツボなので、軽く押すだけでも OK です。

Let's 養生

ストレスがかからないよう「デジタル断食」も手

「温活」ブームですが、この症状で悩んでいる人はショウガやサウナ、長風呂、ホットヨガなど、温めすぎるものは避けたほうがよいでしょう。

精神的なストレスだけでなく、物理的、科学的、生物学的なストレスにも気をつけて。室温はなるべく一定にたもち、偏った食生活も見直しましょう。また、TVやSNSなどから刺激の強いニュースをキャッチしないこと。心にストレスがかかる時間を減らすために、たとえば「18時以降はスマホを見ない」「通知がこないように設定する」など、できる範囲内でのデジタル断食もおすすめです。

Column

物忘れは血《けつ》の不足と過剰な熱が原因 認知症は血をめぐらせる生活が必須！

東洋医学（中医学）では、物忘れは血の不足と考えています。頭は血で動いているので、血が少なくなると頭が働かず、ぼうっとしてしまいます。人の名前のようにいつもはわかっていることが出てくるのに時間がかかるのは、このケースです。補血食材（P.104）をとり入れましょう。また「心脾顆粒《しんぴかりゅう》」という補血の漢方薬も物忘れにはおすすめです。

熱が強すぎるせいで物忘れになっていることもあります。のぼせあがっているような状態で、大事なことを聞いてもすぐ忘れてしまったり、ぼうっとしていて聞こえていなかったりと、物が覚えにくくなります。この場合はクールダウンがポイント。すいか、にがうり、トマト、きゅうり、なす、パイナップルなど、体をクールダウンさせる食材を食べましょう。漢方薬では、精神不安やイライラに効果的な「加味逍遙散《かみしょうようさん》」もおすすめ。

認知症の不安を抱えるかたも多くいらっしゃいます。東洋医学でも西洋医学でも、認知症は脳にゴミがたまっている状態だと考えています。ゴミを取りのぞくには、血液のドロドロをなくして、血をいきいきとめぐらせることが重要です。そのためには、脂っこいもの、辛いもの、甘いもの、過剰な水分を避けること。そして活血食材と呼ばれる、青魚や納豆、あずきなどをほどよく食べましょう。適度な運動も大切なので、ラジオ体操でもスクワットでも、今すぐにできる運動をとり入れてください。

なお、物忘れや認知症予防には、百会《ひゃくえ》と四神聡《ししんそう》を一緒に押すのもおすすめです。

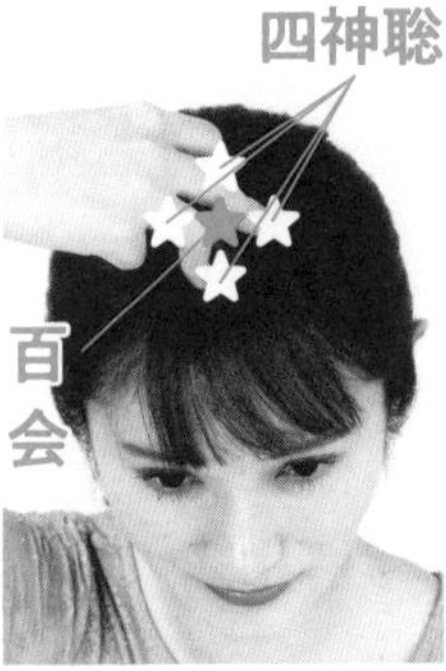

PART

6

メンタルのお悩み

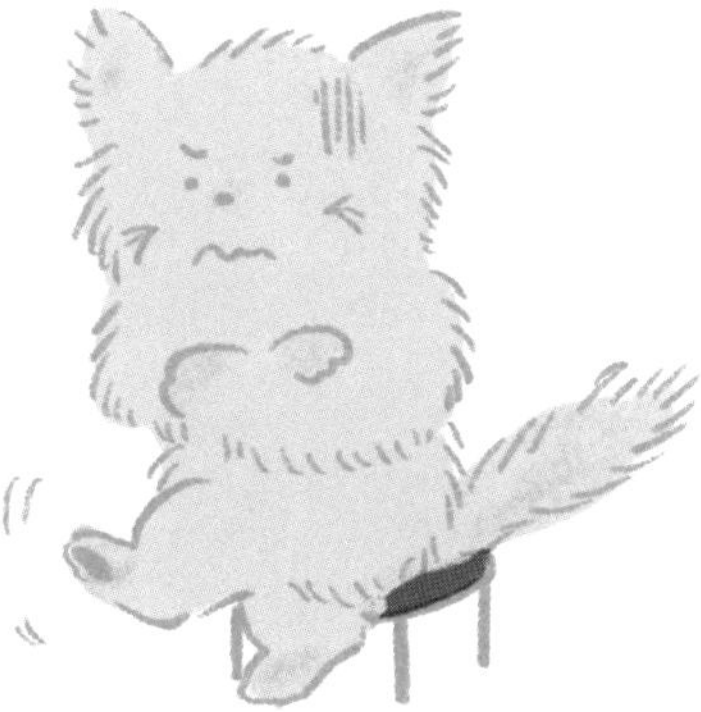

イライラしやすかったり、
緊張や不安感がぬぐえなかったり……
メンタルにかんするお悩みをまとめました。

メンタルのお悩みにはこんなものがあります

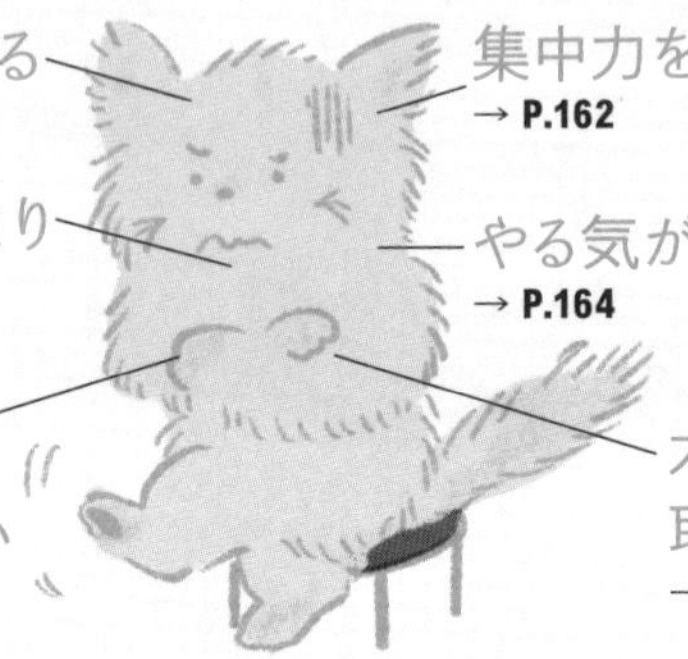

ひとりでは無理なことも頑張ろうとかかえこみがち

本章にある悩みをかかえる人は、普段から無理をしている場合が多いですね。自分ひとりではできないことも「やらなくちゃ」と頑張ったり、できなかったときには悔やんだりして、一杯いっぱいになりがちです。

たとえば、仕事もフルタイムなのに家のことも子育ても全部ひとりでやっていて、メンタルが弱ってしまったお母さんやお父さんがいたとします。本人に今以上のパワーがあれば頑張れるかもしれませんが、ひとりでは無理な業務量だからメンタルが落ちているわけで、誰かに一部を代わってもらったり、一緒にやってもらったりして、やることの量を減らす以外の方法はありません。でも、メンタルにお悩みをかかえる人の多くが「自分に3本目の手があれば」というようなことを考えます。3本目の手がないことにいら立ったり、手がない自分にへこんだりしてしまうのです。

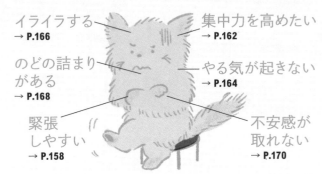

そのような人に「頑張らなくてもいい」と言ってもすぐに理解することはむずかしいので、私たちは漢方相談を通して「3本目の手はない」ことを、さとし続けます。「大変だね、つらかったね」と声をかけて、行政

普段から無理をしすぎて
ためこんでしまったせいで
心身に影響が出てしまう

の手を借りることもアドバイスしながら、いつか「別の方法をとらなきゃ」と気づいてくれるのを待つようにしています。

無理をしたときの反応は3つのタイプに分けられる

メンタルに負荷がかかったときの反応は、たいてい次の3つのタイプに分けられます。

①実証《じっしょう》タイプ

…エネルギーはあるが、体内で気が詰まって動いていない人。せっかちですぐ結果を求めがち。イライラしやすい。相手に合わせるのが苦手。

②虚証《きょしょう》タイプ

…完ぺき主義で、完ぺきにできないと落ちこんだり、イライラしたりする。我慢して、あるとき爆発することも。人よりたくさん考えるから消耗がはげしい。

③虚実《きょじつ》混合タイプ

…アップダウンがはげしく、乱れが大きい人。いきなり泣いて、いきなり怒るなど、感情の振れ幅が大きい。睡眠が浅い。

無理をしたときに、①ならイライラしやすく、②なら落ちこみやすく、③なら情緒不安定になりやすくなります。自分のタイプを知っておくと、反応が出たときに「今、無理をしているな」と気づけて冷静に対処しやすいので、覚えておきましょう。

メンタルのお悩み

緊張しやすい

心がざわざわ、筋肉のこわばりなど「気」がとどこおって興奮状態に！

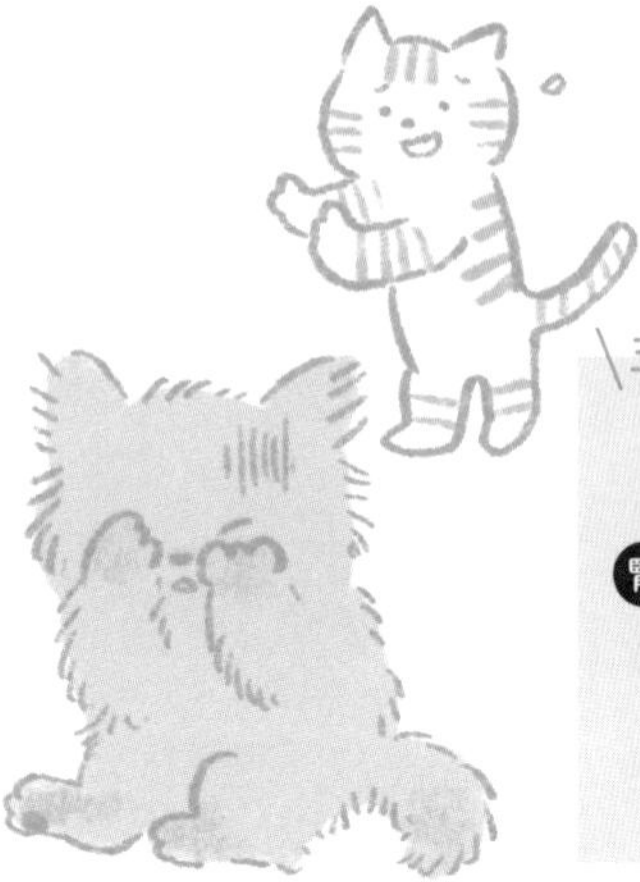

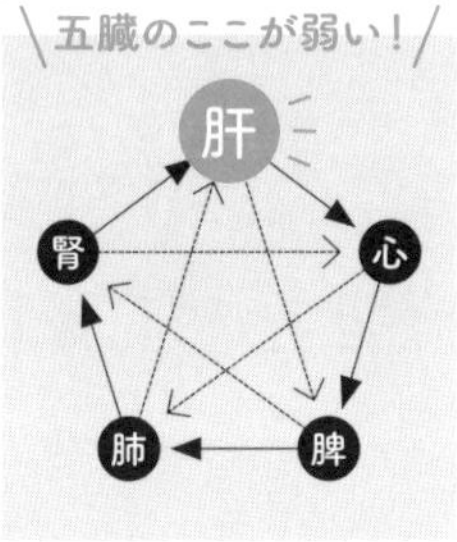

人前で話すときや大切な面接、発表会などで、手や声が震えたり、心臓がバクバクしたり、変な汗をかいたりと、緊張することはありますよね。

緊張しているとき、私たちの体は交感神経がずっとオンになり、興奮状態です。それを東洋医学（中医学）では、体内をめぐっている「気」がとどこおり、そのせいで血《けつ》のめぐりが悪くなって熱がこもっている状態と考えます。気がとどこおると、筋肉はこわばりやすくなり、心がざわついたり、頭が痛んだりと、さまざまな不調が出ます。

ツボを押すことで緊張をやわらげることができますが、緊張によってどんな状態になっているかでえらぶツボが変わってきます。

①頭がぼうっとして、リラックスできない
②心がざわつき、そわそわする
③筋肉がこわばって、力が抜けない

①の場合は百会《ひゃくえ》がおすすめ。強く押すことで、頭にのぼっている陽気《ようき》を抜き、興奮をおさえられます。②の場合は労宮《ろうきゅう》を。心の熱（心熱《しんねつ》）をとるのに適したツボです。③の場合は陽陵《ようりょう》泉《せん》を押すと、筋肉のこわばりをやわらげることができます。

なお、パニックをともなうような極度な緊張の場合は、レモンやオレンジなど、かんきつ系の香りがおすすめ。かんきつ系の香りには気をめぐらせる作用があるので、リラックスできますよ。

Let's 養生

動物をながめ、風を感じる五感フル活用で気をそらす

緊張しているときは気をそらすことが大切です。そのためには、五感を使うこと。音楽を聴く、よい香りをかぐ、鳥のさえずりを聞く、風を感じる、雲をながめる……考えるのではなく、五感をフル活用して「感じ」ましょう。人間はどんなにかしこくても、ひとつのことしかできない生き物なので、別のことに集中すれば緊張の原因になっていることから気をそらすことができます。

とくに「目」の使い方を工夫しましょう。人は直線の動きが続くとストレスを感じるものです。意識して曲線のものを見るようにしましょう。動物を見たり、流れる雲を見たりと、動きのあるものを見ることをおすすめします。動物園に行くのもいいですね。

緊張している患者さんの体を物理的にリラックスさせるために、逆に筋肉に力を入れてもらうこともありますよ。思いっきり肩を上げたり、手や足に力を入れたりしたあとに一気に力を抜くと、筋肉は反動でやわらぎます。また、体を揺らしたり、両腕を「でんでん太鼓」のように大きく振ったりするのも効果的です。

緊張をやわらげるのにぴったりの漢方の生薬があります。それは「麝香《じゃこう》」で、香水のムスクに使われていた成分です。ジャコウジカという鹿のオスからとれるもので、気のめぐりをスムーズにする効果があります。

Let's ツボ押し

百《ひゃく》会《え》 押し方 瀉《しゃ》

百会は頭頂部にあります。頭頂部は全身の「陽気」があがってくる場所なので、ここを押すことで気を抜くことができ、興奮をおさえられます。できれば交感神経がオンになっている日中、痛みを感じるくらい強めに押してください。

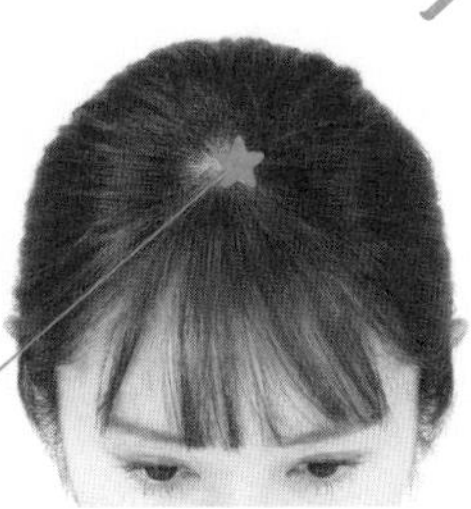

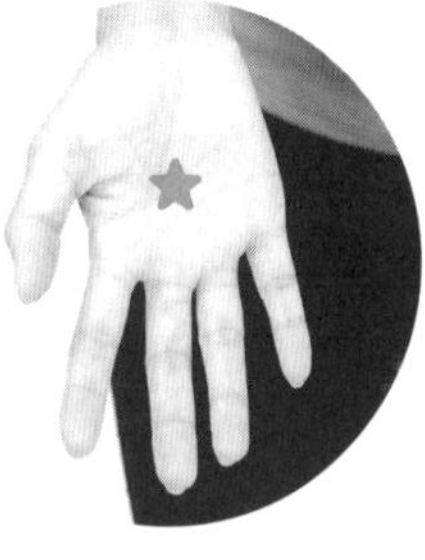

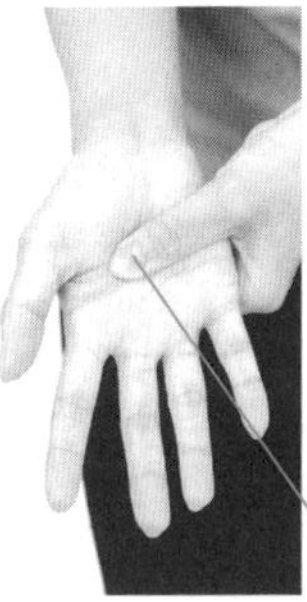

労《ろう》宮《きゅう》 押し方 瀉《しゃ》

興奮の「熱」を冷まし、心を落ち着かせるのにおすすめのツボです。

親指以外の４本の指をにぎったとき、中指と薬指の先が手のひらにあたるところの中間にあります。反対側の手の親指で強めにぐっと押しこみましょう。鍼《はり》も効果的です。

陽《よう》陵《りょう》泉《せん》 押し方 瀉《しゃ》

別名「筋会《きんえ》」とも呼ばれるツボで、筋肉のこわばりをゆるめる作用があります。

ひざの外側にある大きな骨の下にある、くぼみのところにあります。すねを通っている骨のキワに向けて、親指で押しこみましょう。

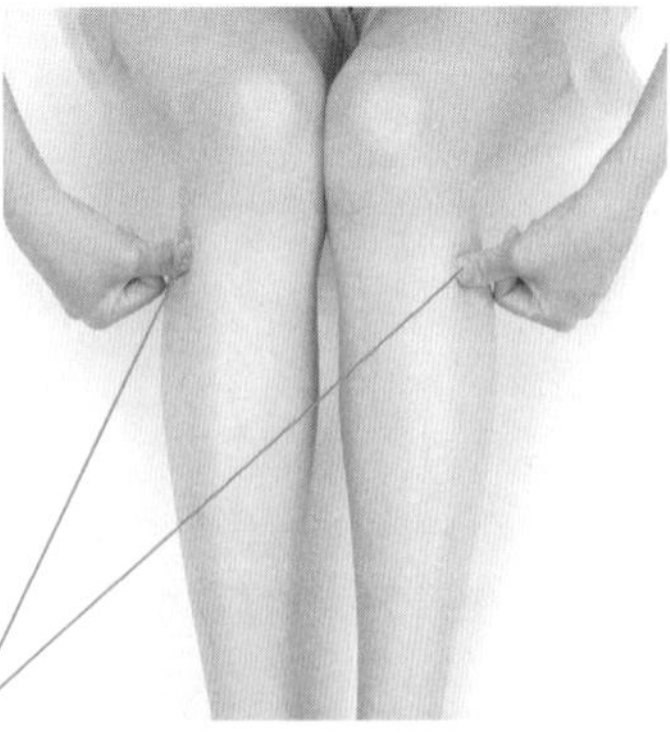

Column

食べていいのは一カ月に板チョコ一列!? 砂糖たっぷりのチョコレートには要注意!

本書のなかでは何度も「甘いものを避けましょう」と出てきます。スイーツが好きなかたにはつらいことと思いますが、とくに洋菓子にふくまれる大量の乳製品や油脂、砂糖は体内に痰湿（P.132）をつくり出し、血をドロドロにしてしまうので注意が必要です。

なかでも、私たち（櫻井・中神）は「チョコレートは要注意」だと経験的に思います。チョコレートの原料であるカカオ自体は、利尿作用や整腸作用があるほか、落ち着かないときに精神を安定させるのにも役立ちます。カカオに含まれるポリフェノールは、アンチエイジングにも効果的です。

ですから、カカオ成分が多くて甘みの少ないチョコレートはまだよいのです。問題は、砂糖がたっぷり添加されたチョコレートのこと。パッケージの裏にある原材料名で、先頭にある材料がもっとも多く使用されているものです。チョコレート菓子の多くが、最初に「砂糖」と書かれています。見た目以上に砂糖がたっぷりと使用されているのです。

また、カカオ自体は脂肪分が多いので、食べすぎると胃もたれや胸やけを起こすことがあります。さらに体を温める性質があるので、のぼせやすい体質のかたは控えましょう。

私たちの実感としては、一カ月あたりに食べてもよいのは板チョコレート一段程度の分量です。一日〜数日で一枚ぺろりと食べている、なんてかたにとってはショックかもしれませんね。でも、甘いものは「たまのごほうび」くらいでちょうどいいのです。

なお、白砂糖でなければOKと考えるかたもいますが、種類は関係ありません。量が問題なのです。

メンタルのお悩み

集中力を高めたい

集中力が切れたまま、回復しないときは頭のなかがオーバーヒート状態！

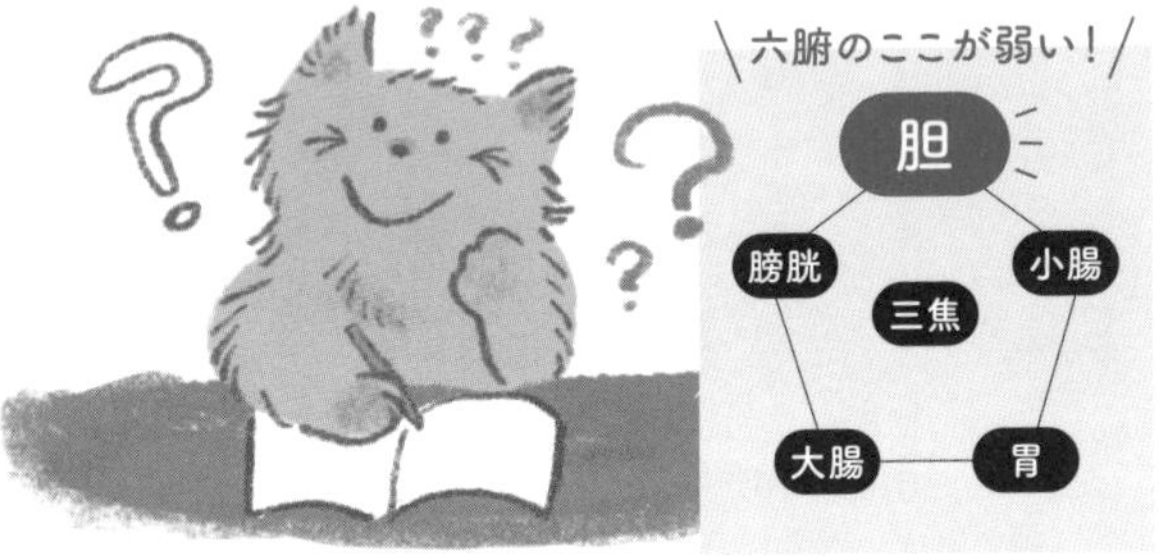

集中力が切れてしまって、ぜんぜん回復しないときは大抵オーバーヒート状態。実は私(櫻井)もその状態になることがよくあります。朝から一日中、頭をフル回転させながら患者さんとお話しして、そのかたの情報を整理して、原因を探って、それに合うお薬を探して、相談後はその内容をカルテに書いて……なんて休みなくしていると、だんだん頭が熱くなってぼんやりしてきて、終わるころにはぐったりしています。

そんなときに使えるツボが懸《けん》顱《ろ》です。集中力を高めるには、頭を興奮させすぎてもダメ、かといって沈静化しすぎてもダメ。懸顱はオーバーヒート状態をほどよく落ち着けて、集中できるところにもっていってくれます。

なお、単に「やる気が起きない」せいで集中できないかたは、次の項目（P・164）をご参照ください。

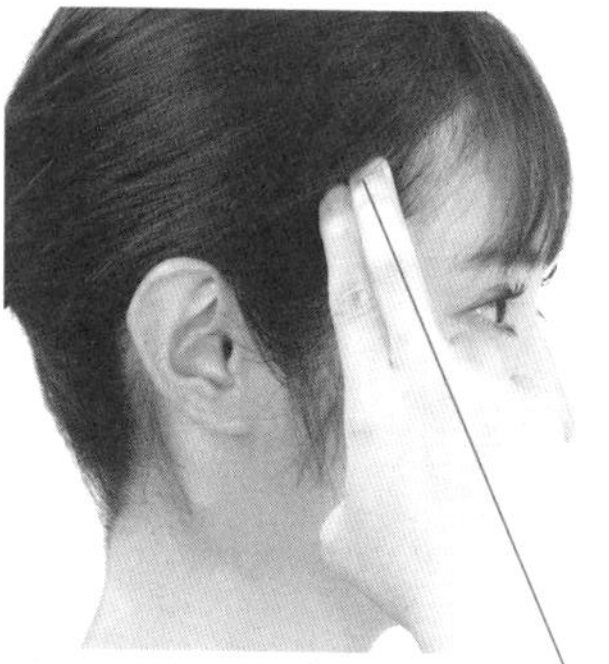

Let's ツボ押し

懸《けん》顱《ろ》

押し方　瀉《しゃ》

眉尻《まゆじり》から指３本分くらい外側、髪の生えはじめ、こめかみのところにあるツボです。何本かの指でこめかみのあたりを押すと探しやすいでしょう。
内出血しやすいので、指の関節より、指の腹で押すのがおすすめ。ここに鍼を打つとずんと響いて痛気持ちいいですよ。

参考にしたいツボ　百会→P.100

Let's 養生

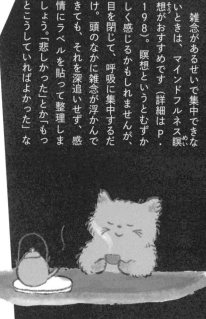

目を閉じて、呼吸に集中するマインドフルネスをとり入れて

集中力を高めるには、カフェインが最強アイテムです。とはいえ、コーヒーは刺激物なので胃腸に負担がかかることも。マイルドな緑茶や紅茶がよいでしょう。

雑念があるせいで集中できないときは、マインドフルネス瞑《めい》想《そう》がおすすめです（詳細はＰ．198）。瞑想というとむずかしく感じるかもしれませんが、目を閉じて、呼吸に集中するだけ。頭のなかに雑念が浮かんできても、それを深追いせず、感情にラベルを貼って整理しましょう。「悲しかった」とか「もっとこうしていればよかった」などと評価・判断をせず、ただ横に流してください。そのうちに「今」に感覚が向いて、頭がすっきりしてきます。最初はオンラインレッスンなどを活用してもよいでしょう。

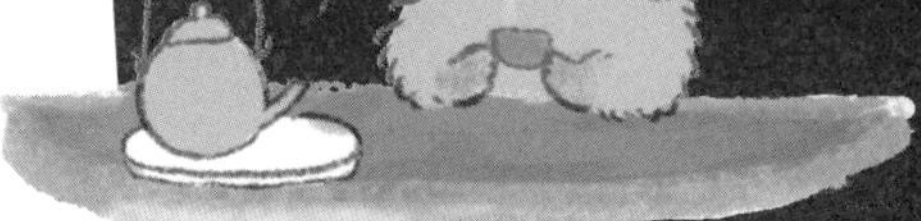

やる気が起きない

体が消耗しているか、またはうまく補給できていないかが原因

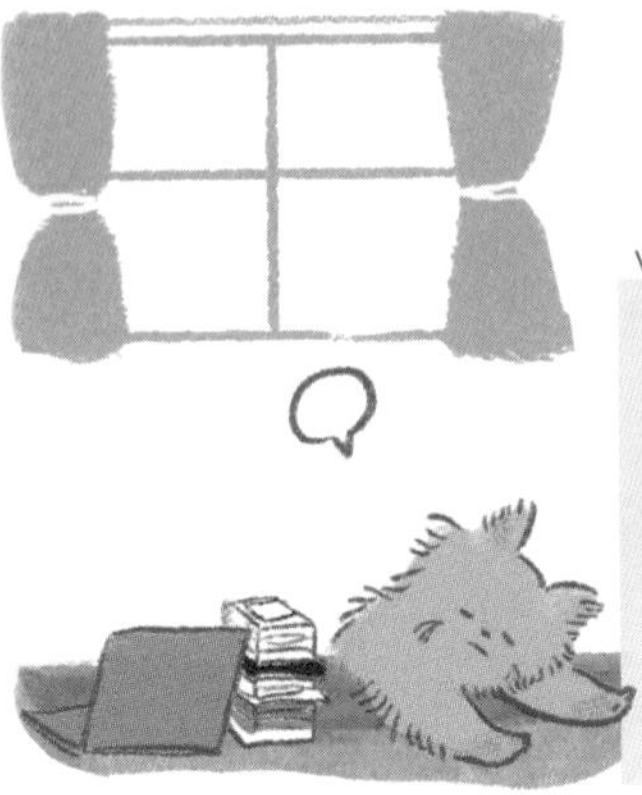

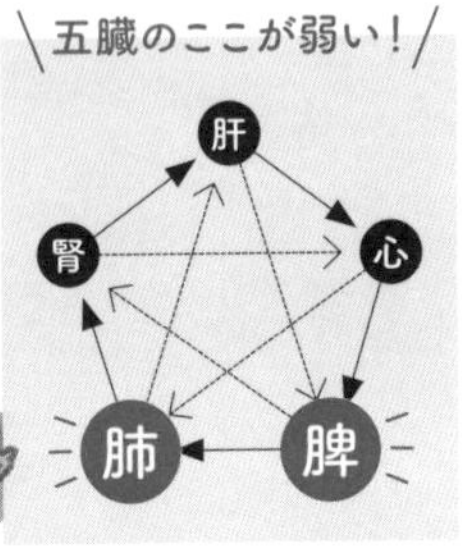

何をしてもさっぱりやる気が出ないのは「虚《きょ》」といって、何かが足りない状態です。その原因としては「消耗しすぎ」か「補給が足りない」の2つが考えられます。

消耗している原因は、動きすぎや発汗しすぎ、寝不足などがあります。補給できていない原因は、ストレスのせいか、偏食による胃腸の弱りが考えられます。また、体のなかに痰湿《たんしつ》（P.132）がたまったせいで、余分な水がたまり、胃腸が弱っているケースもあります。

あとは、そもそも病気が原因のこともあります。原因に心当たりがないのにやる気がまったく起きないなど、気になる場合は専門家に相談しましょう。

なお、やる気が起きないときに私（櫻井）がよく使う「補中《ほちゅう》益気湯《えっきとう》」という漢方薬があります。憂うつなときや、うつ傾向になってきたときのほか、微熱が出るかたにもおすすめです。

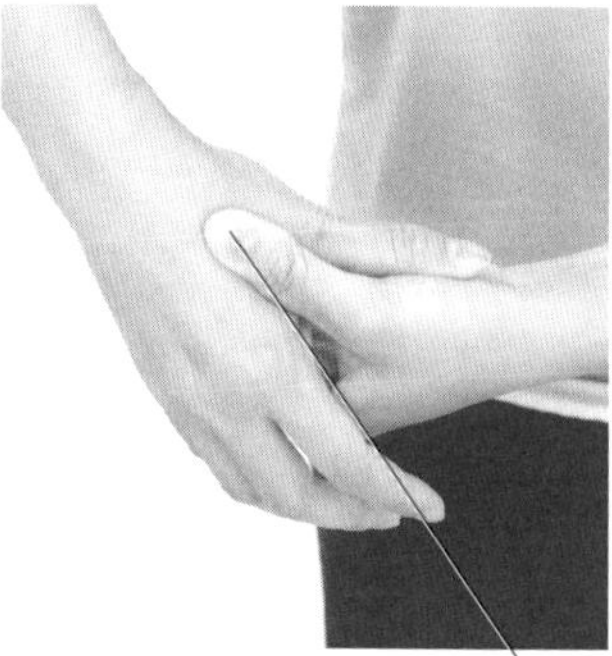

Let's ツボ押し

押し方

合《ごう》谷《こく》　補＋瀉《しゃ》

親指と人さし指の骨がまじわったところの少し上、人さし指寄りにあります。
やる気が起きずに重だるい気分のときは、強めに押すと意識をシャキッとさせます。だるくなく、気分的にやる気をおぎないたいときは、やさしく押しましょう。

参考にしたいツボ　三陰交→P.100

Let's 養生

「やる気がないといけない」と考えることを一度手放してみる

やる気がないときは、無理に動こうとしないことが鉄則です。

そもそも「やる気がなきゃいけない」なんてことはありません。日常で「やる気があるからやっている」ことって、どのくらいあるのでしょう？　何でもかんでも、やる気に満ちあふれていないといけない、と考えるのをやめてみましょう。

それに、冬は多くの人がやる気を失うものです。冬には植物は成長を止め、動物は冬眠しますが、人間も同じです。春になれば勝手にやる気はわいてくるので、気にしすぎないようにしましょう。

なお、軽度のうつによってやる気が出ないと感じるかたは、一度だまされたと思って毎日夜10時に寝て、ごはんと味噌汁のシンプルな和食にして、日中は日のあたる窓際や屋外で過ごしてみてください。それだけでも変わりますよ(うつについてはP.172参照)。

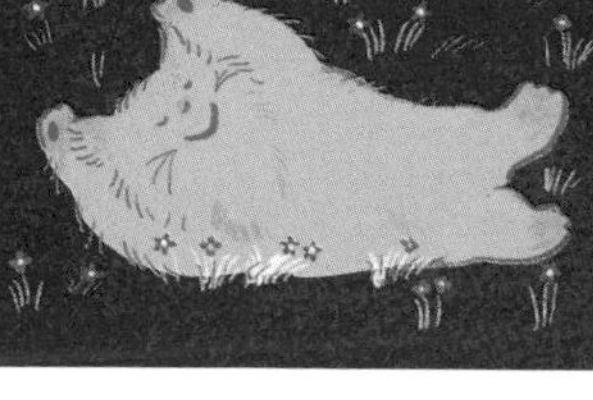

メンタルのお悩み

イライラする

ストレスや乾燥、辛いものの食べすぎなど体のなかに「熱」がこもった状態

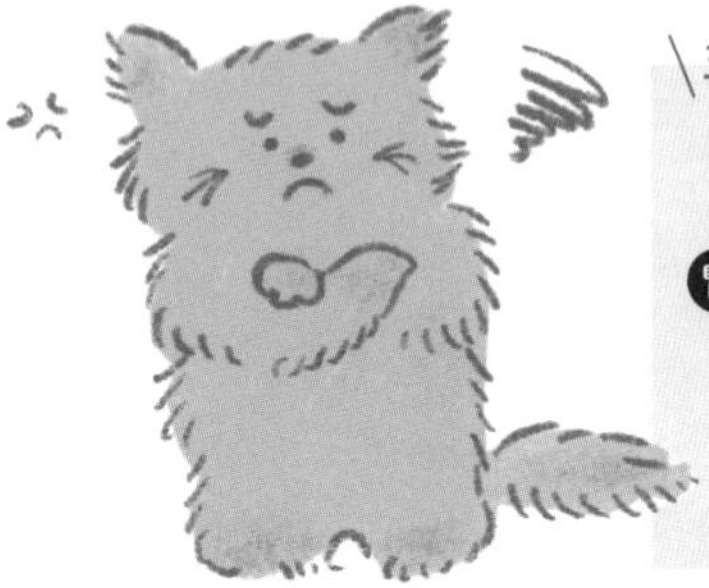

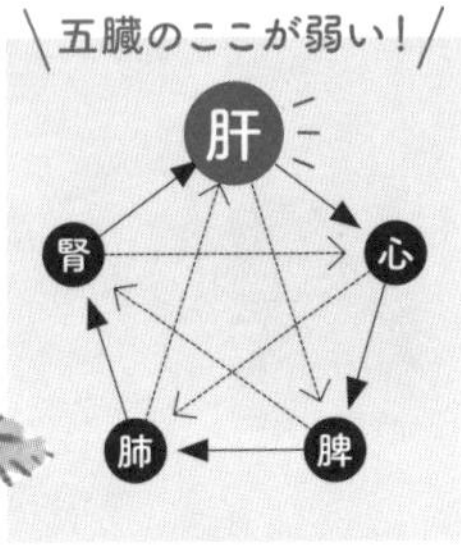

イライラ状態は、東洋医学（中医学）では「熱がある」と考えます。原因は、次の3つです。

①ストレスを受けて気のめぐりが悪くなり、情緒が安定しにくくなるパターン。血のめぐりも悪くなり「瘀血《おけつ》（P・132）」になって、熱が発生します。

②体のなかのうるおいが足りず、体内の熱をコントロールできなくなって、イライラがつのるパターン。手足がほてる、便秘しやすい、やせ型、冷たいものが好きなかたに多いです。

③外から熱をもらってイライラしているパターン。辛いものやお酒など「火」の原料になるものを取りこんだり、怒りに変わるような強いストレスを受けたりしたときのほか、気温が高いときにもなります。

基本的に熱を取るのには行間《こうかん》のツボが最適。さらに①なら太衝《たいしょう》（P・65）、②なら三陰交《さんいんこう》（P・100）、③なら大椎《だいつい》（P・100）をプラスしましょう。

Let's ツボ押し

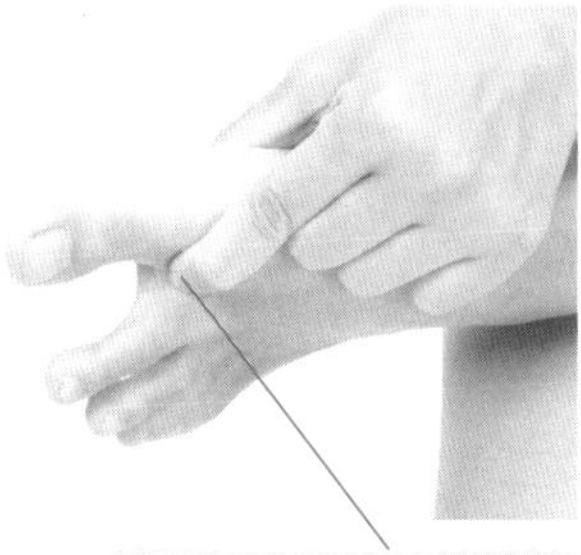

行《こう》間《かん》 押し方 瀉《しゃ》

足の親指と人さし指の間の水かきの少し下、親指寄りにあります。小さなツボなので、指先またはペン先などの細いものを使って、かかとに向けて強めに押しましょう。

興奮をしずめ、熱をおさえてクールダウンさせる効果があります。

参考にしたいツボ

太衝（瀉）→ P.65
三陰交（補）→ P.100
大椎（瀉）→ P.100

Let's 養生

でんでん太鼓のように両腕を振り回すのもおすすめ

辛いもの、脂っこいもの、砂糖が添加された甘いものは避けましょう。また、暑いときは涼しい場所に移動してください。

「緊張しやすい」（P・159）の項目でもおすすめしましたが、両腕を「でんでん太鼓」のように大きく振ると、気を動かすことができます。

当たり前ですが、イライラの原因をなるべく取りのぞくのが一番です。距離をとるだけでもよいでしょう。相談者さんの話を聞いていると、仕事や家庭に根本的な原因があることは多いのですが、ここだけの話、仕事をやめることと離婚が一番の養生ですね。それにはどの漢方薬も勝てないと感じています。

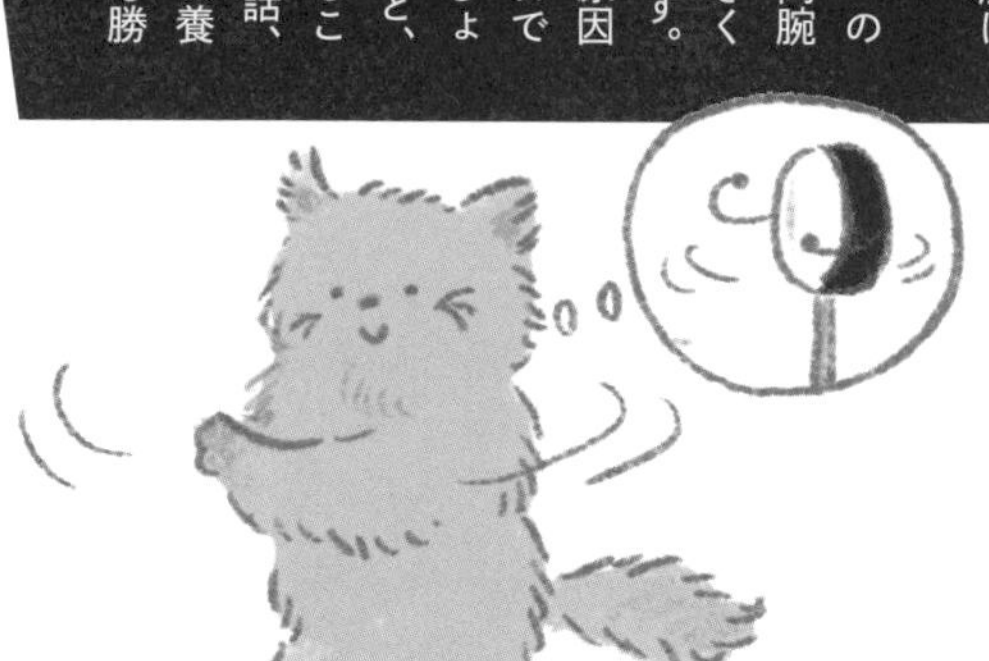

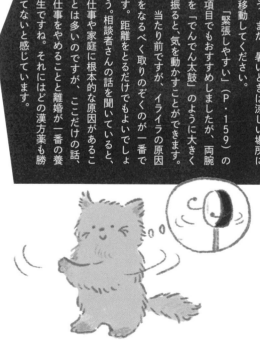

メンタルのお悩み

のどの詰まりがある

ストレスが原因でのどに異物感があるのか、粘膜の乾燥によるものかを見きわめて

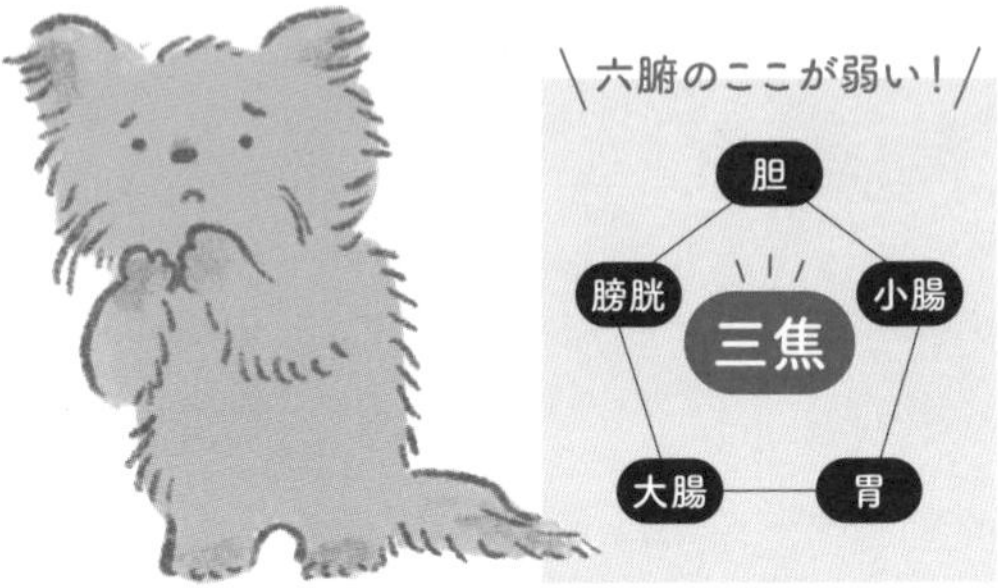

大きく分けて、次の2つのタイプがあります。

①ストレスがたまり、のどの奥に異物感が出る

②のどが乾燥することで息苦しさを感じる

①はストレスのせいで気のめぐりが悪くなり、胃腸の働きが低下して、体のなかに痰湿（P.132）というドロドロがたまり、異物感が生じます。②はシンプルに粘膜の乾燥が原因です。舌で簡単に見分けられ、①は本来の舌の色が見えないほど、苔《こけ》が厚くついているのに対して、②は苔がほとんどなく、干上がっているのが特徴です。

なお、のどの詰まりで病院に行くと「半《はん》夏《げ》厚朴湯《こうぼくとう》」という漢方薬を処方されることがあります。これは①には効果的ですが、②のときに使うと悪化させる可能性も。即効性があるため、数回試して効果が出なかったら②の可能性があるので、漢方の専門家にご相談ください。

Let's ツボ押し

尺《しゃく》沢《たく》　押し方 瀉《しゃ》

ひじを内側に曲げたときにできるシワの上にあります。手に力を入れてひじを内側に曲げると、中央に走る大きな腱《けん》が浮かび上がります。尺沢は、その腱の隣にあるへこみの部分で、深めに押してください。
肺の熱をとる働きがあり、咳《せき》が出る人にもおすすめです。

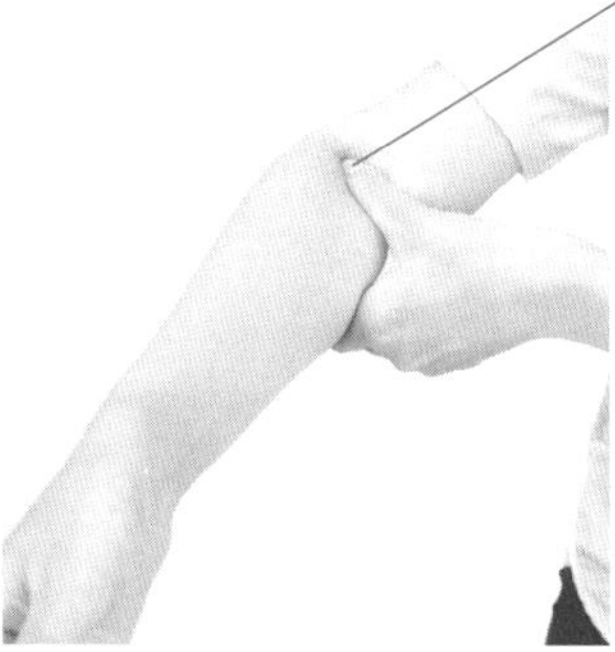

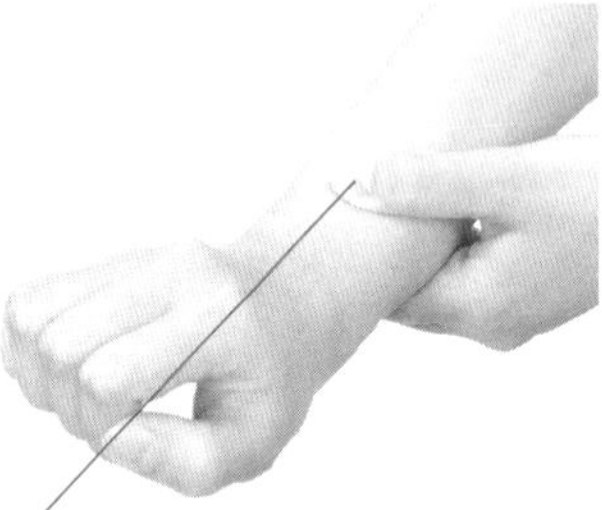

外《がい》関《かん》　押し方 瀉《しゃ》

のどの詰まりを解消する代表的なツボ。手首を外側にそらすと、太いシワができます。そこから指3本分下、人さし指の下あたりです。押しながら人さし指を動かすと、筋肉が一緒に動くのでわかりやすいでしょう。

Let's 養生

好きなことで気をそらしても暴飲暴食に走らないで

まずは食べものの工夫を。①の場合は、昆布や海苔《のり》、わかめなどの海藻類や、きのこのように食物繊維が多いものがよいですね。また、水分摂取を控えること、乳製品を控えることも大切です。②にはヨーグルトやはちみつが効果的です。

それから、やはり気をめぐらせることが必要なので、散歩したり、深呼吸したりして、できるだけストレス原因から気をそらすことが大切です。今なら「推し活」でもいいですね。

ただし、暴飲暴食には走らないこと。ストレス解消で食べたり飲んだりすることが好きなかたは多いですが、とくに酒や甘いものは症状を悪化させます。

メンタルのお悩み

不安感が取れない

いろいろ気になって不安なのか、精神的に落ちこんで不安なのかで判断を

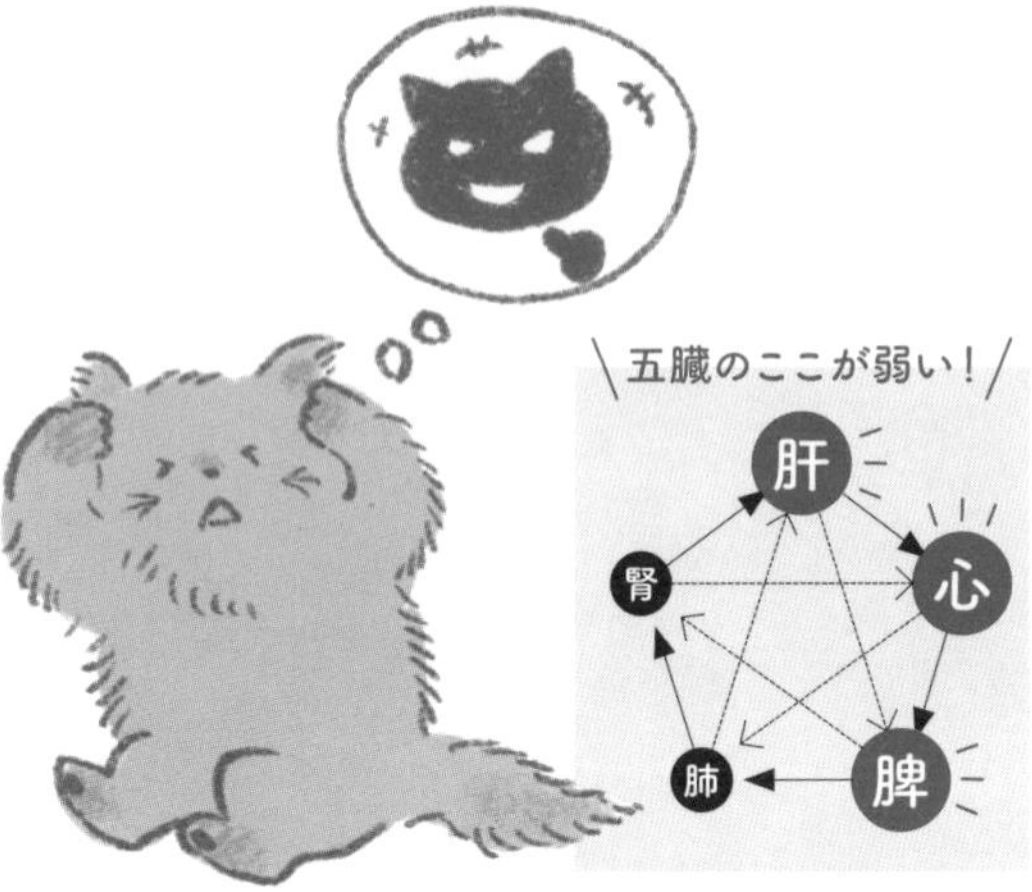

不安には、いろいろなことが気になることで起きる不安と、精神的に弱くなって怖くなるタイプの不安があります。

前者は気持ちのアップダウンに加え、おなかの張りや痛み、不眠（寝つきが悪く、覚醒《かくせい》しやすい）、生理前なら胸の張りなどをともないます。まず、興奮をしずめましょう。「ああなったらどうしよう」というざわざわした気持ちに対して、やさしく「大丈夫だよ」と自分に声をかけてあげてください。そして大《だい》敦《とん》という痛みをともなうツボで刺激を与え、気分をすっきりさせましょう。

後者は落ちこみによる不安です。特徴としては、頭がぼんやりする、物忘れ、肌の乾燥、立ちくらみ、夢を多く見るなどの症状があります。こちらは神門《しんもん》という気血《きけつ》の通り道にあるツボをやさしく押すことで、気をおぎないましょう。

Let's ツボ押し

神門《しんもん》 押し方 補

落ちこんで不安が高まったときに使いたいツボです。

手首を内側に折り曲げたとき、手首のところにできる深いシワの上、小指の真下にあります。ちょうど太い腱《けん》が浮き上がるので、その上です。

指の腹でそのあたりをやさしく押しながら、揺らしてください。

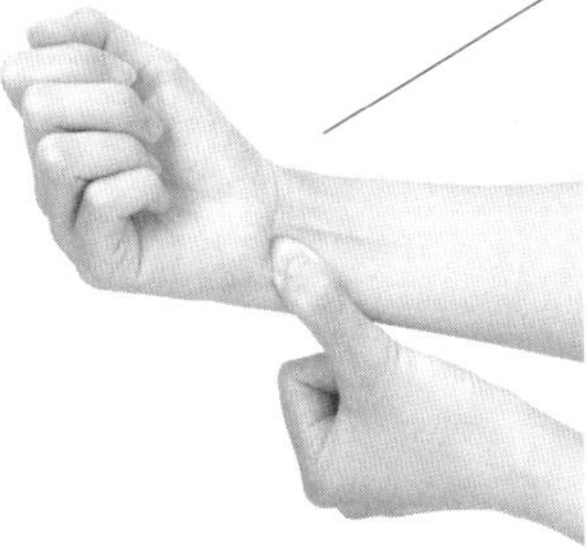

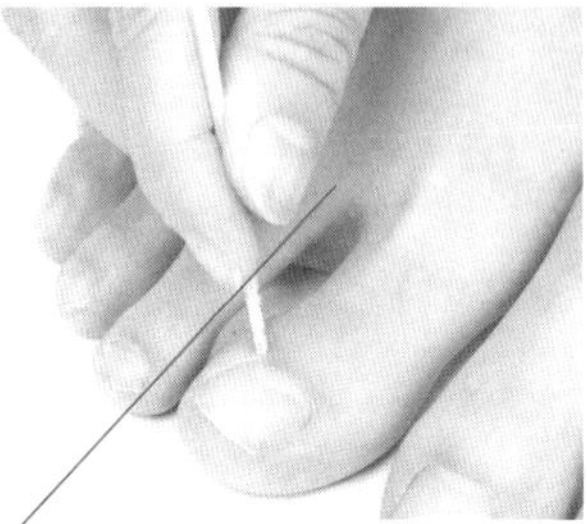

大敦《だいとん》 押し方 瀉《しゃ》

足の親指の爪の横（人さし指の側）、爪の底と側面がまじわる甘皮の上にあります。かなり小さいツボなので、指の爪の先やペン先などで強めに押しましょう。

ここに鍼を打つと顔がゆがむほどの痛みですが、刺激を与えることで気がめぐり、すっきりします。

参考にしたいツボ　三陰交 → P.100

Let's 養生

原因がわからない不安なら「エゾウコギ」のお茶を

原因がわかっているときの不安感は正常な反応なので、原因そのものに対処したほうがよいでしょう。でも「外に出るのが不安」というような、原因不明の不安には漢方薬が効果的です。

なかでも「エゾウコギ」という生薬がおすすめ。高麗《こうらい》人参《にんじん》の仲間のひとつで、体を温めて気分を落ち着け、元気にする働きがあります。私（櫻井）も環境が変わったときなど、落ち着かないときによく使用しています。「シベリア人参《にんじん》」という名で製品化されているので手軽に試せます。サプリメントもあります。

また、血をおぎなうことも大切。補血食材（P・104）をとり入れましょう。

夜10時に眠り、陽当たりのよい場所で食事を「うつ」を改善するための東洋医学的ヒント

なぜだかやる気が起きない、感情のアップダウンがはげしい、急に涙が出る、起きられない、出かけられない、今まで好きだったことに興味が持てない……。いつもできていることができなくなり、本来の自分ではないと感じるならそれは「うつ」の兆候かもしれません。

東洋医学（中医学）では「およそ病は、うつにて起こること多し」ともいわれるほど、うつは多くの病気のはじまりです。本来、体内でスムーズにめぐっている気や血《けつ》が、肝の機能低下によってとどこおり、鬱滞《うったい》を招いていると考えられています。さらにストレスなどによってエネルギー不足になることで、心身ともに弱っていきます。

うつの対策には、よい食事とよい睡眠が欠かせません。うつのかたには、昼夜逆転している人が多いのですが、それを正さないとうつは治りません。私（櫻井）の経験上、早寝よりも早起きするほうが生活をととのえやすいです。一週間に一度でもいいので、5分でも10分でも早起きする日をまず作ってみること。そして、翌週はそれを週二度に増やし、起きる時間を15分繰り上げてみる。そんなふうに数週間から数カ月かけて、少しずつ起きる時間を早めていくのがおすすめです。

食事はごはんと味噌汁のシンプルな和食にし、酒と菓子をやめること。また、添加物の入った加工品を避け、自然に近いものを食べるようにしてください。そして大切なのが、朝食や昼食のときは暗い室内ではなく、陽の光のある屋外や窓際で食べることです。

うつのかたの相談を聞いていると、食事の内容が悪い人が多いと感じます。ストレスなどで軽度のうつ

になったことで食事にまで気が回らなくなり、揚げものやファストフード、カップ麺が多かったり菓子パンを食事代わりにしていたりします。そこで、まず食生活をととのえるアドバイスをします。いきなり料理をする気力はわかないと思うので、コンビニでパックのごはんとインスタントの味噌汁を買ってきてもらうことから始めます。また、胃腸を元気にして体をおぎなう漢方などをうまく使うことで改善していく場合もあります。

その生活を3〜4カ月くらい続けてみてください。血液の寿命は約4カ月、また腸内環境のターンオーバーは3カ月ほどでおこなわれるので、体の中はいろいろと変わっているはずです。そこから、うつの治療に進んだほうが効率よく治せるでしょう。

料理をする気力が出てきたら「補陽食材」という、陽気をおぎなう食材をとり入れてください。牡蠣、羊肉、鹿肉、なまこ、エビ、にら、くるみ、栗、なた豆などがありますが、ミネラル不足は精神の不安定につながりやすいので、とくにミネラルが豊富な牡蠣はおすすめの食材です。

また、うつには鍼治療もおすすめです。鍼で胃腸を正しく動かすようにすると、栄養もきちんと補給できて、情緒も安定しやすくなります。うつのかたの背中をマッサージすると喜ばれることが多いです。それは、背中には督脈《とくみゃく》といって、全身の陽気のツボが集まる経絡（気や血の通り道）が走っているから。陽のエネルギーの源なので、うつのかたが不足しているものをおぎないます。背中を太陽に向けて、日向ぼっこするだけでもOKです。

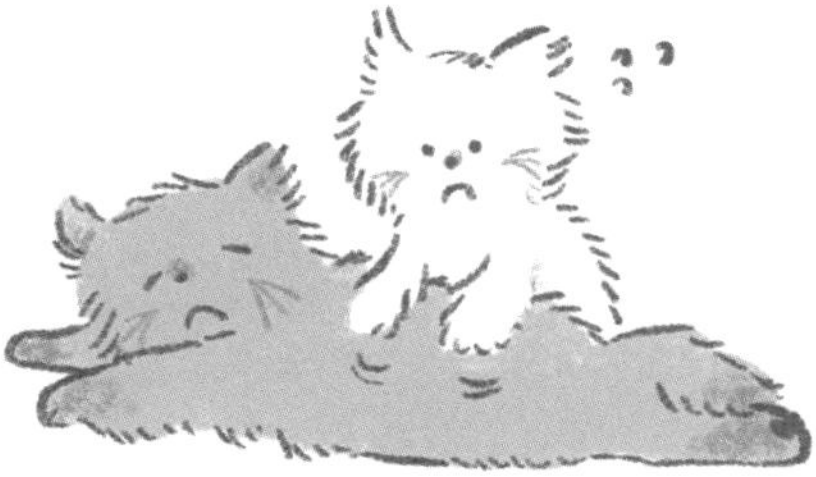

Column

私たちのところに相談にくるのは、女性が8割、男性が2割です。男性は自分で解決したい気持ちが強く、人に相談するのを避けることが多いです（私たちも男性なのでよくわかります）。対して女性は自分の小さな変化に気づきやすく、その変化を周りの人に共有して共感してもらうことで気持ちが安らぐ傾向にあります。

私（中神）のところに以前、ゲームの開発をしている男性がきました。心の内を話すことが苦手なかたで、なかなか相談が進まなかったのですが、ゲームの話ならしてくれました。そこで、ゲームの話をしながら少しずつ膿《うみ》を出していき、時間をかけて治していったことがあります。

そんなふうに、どうしても心の内を話すのが苦手なかたにおすすめなのが「ストレスノート」です。自分が何に対してストレスを感じるのかを特定し、それに対する発散方法を書きためていく方法です。

ノートの真ん中に線を引き、左側に今日ストレスを感じたことをメモしたら、そのストレスに1〜5までの点をつけます（強くストレスを感じたものが5です）。その右側に、ストレスに対しておこなった発散方法と、それによってどれだけストレスが軽減したかを同じく5段階評価で記します。この発散方法は、自分も他人も傷つけないものであることが望ましいです。

これを書きためておくことで、自分がどんなタイプのストレスに敏感なのかを客観視でき、上手に避けられるようになるほか、ストレスフルな状況になったときに発散できる方法をたくさん持てます。さらに、ストレス値が上がったときに、自分が無意識におこなっている対策にどれほど効果があるかがわかるので、効果がない場合は対策自体を変更していくことができます。

PART

7

生活習慣と睡眠

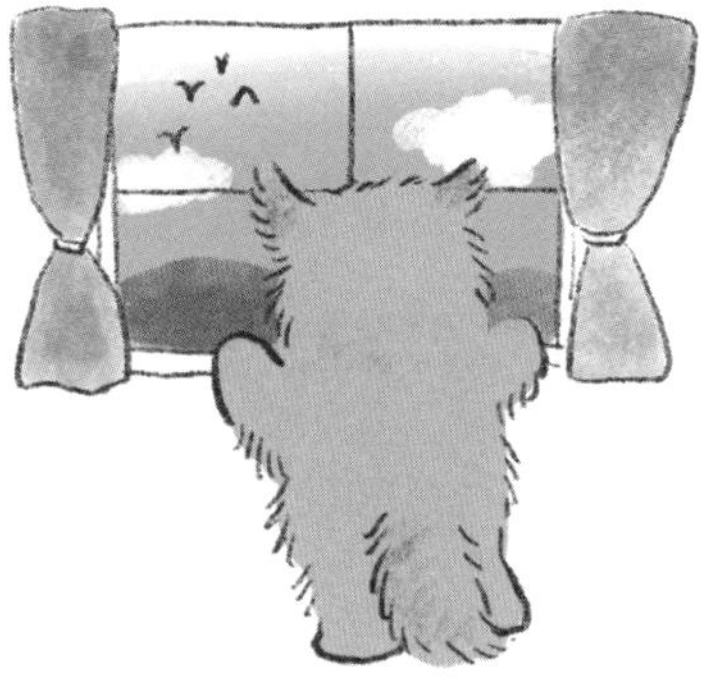

東洋医学における快適に暮らすための

「子《し》午《ご》流《る》注《ちゅう》」という考え方とあわせ、

睡眠や入浴、ダイエットなどのコツが満載。

「子《し》午《ご》流《る》注《ちゅう》」という考え方

これまでの章で「なるべく夜10時に寝て、朝5時に起きる生活をしましょう」と何度もお伝えしてきましたが、それには理由があります。東洋医学（中医学）には「子午流注」というタイムテーブルのようなものがあります。体内の五臓六腑《ごぞうろっぷ》（P・24）と時刻は関係しているという考え方で、時刻ごとに開く経絡（気や血《けつ》の通り道）が決まっていると考えられています。つまり「この時間になると、この臓器の動きが活発になる」という時間帯が決まっているので、時刻を気にして活動すればより快適に暮らせるわけです。

左ページの表を見ながら、それぞれの時間について解説していきましょう。

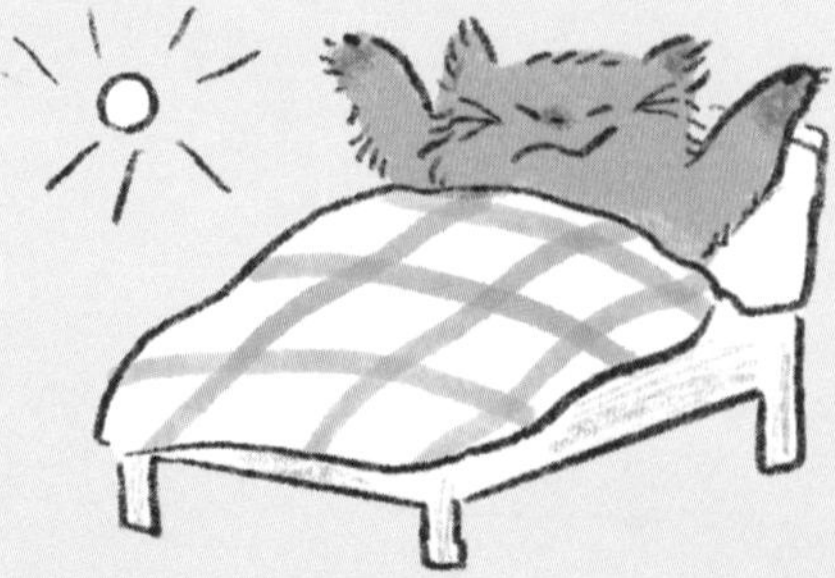

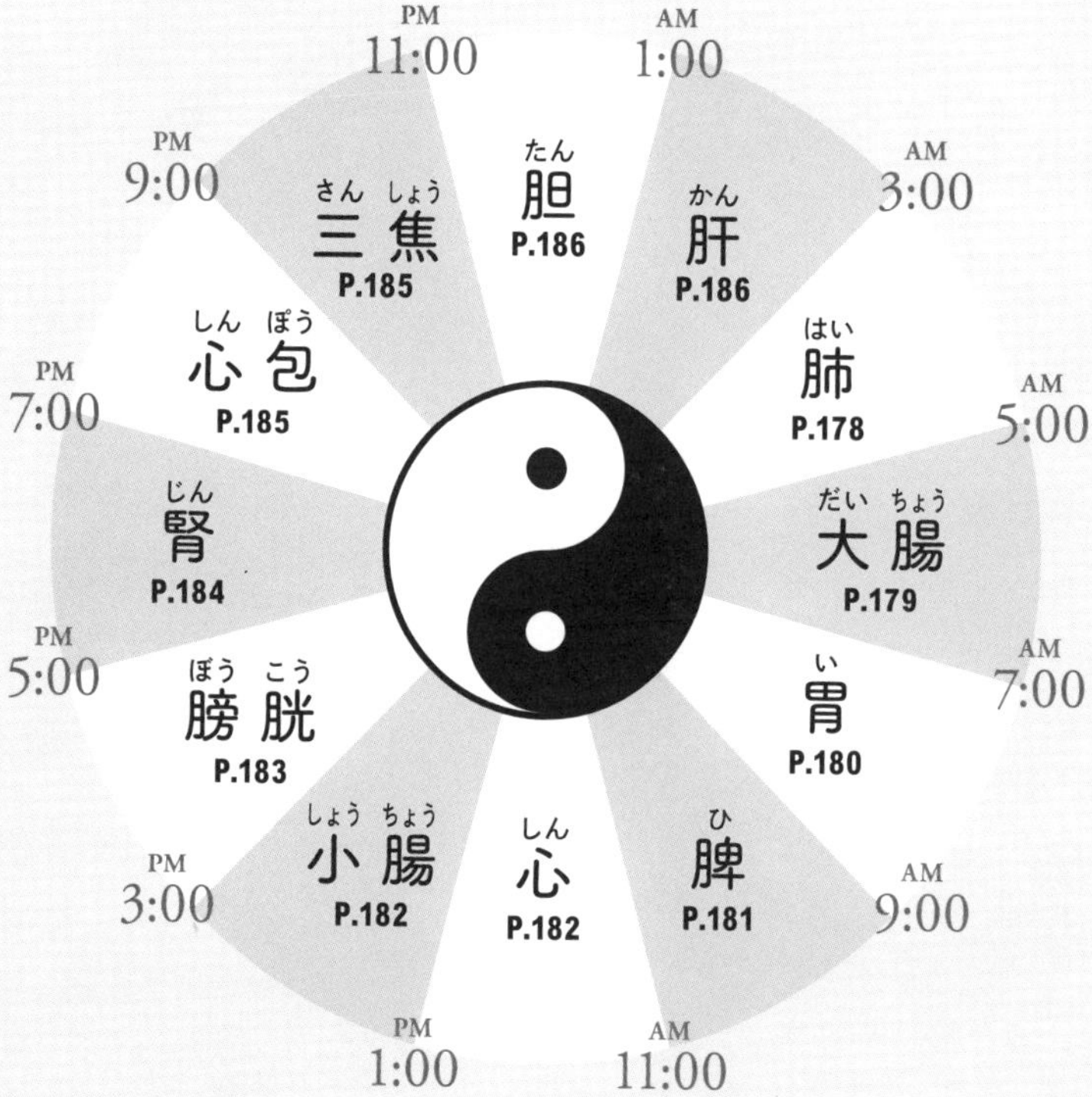
PM 11:00
AM 1:00
胆《たん》
P.186
AM 3:00
肝《かん》
P.186
肺《はい》
P.178
AM 5:00
大腸《だいちょう》
P.179
AM 7:00
胃《い》
P.180
AM 9:00
脾《ひ》
P.181
AM 11:00
PM 1:00
心《しん》
P.182
小腸《しょうちょう》
P.182
PM 3:00
膀胱《ぼうこう》
P.183
PM 5:00
腎《じん》
P.184
PM 7:00
心包《しんぽう》
P.185
PM 9:00
三焦《さんしょう》
P.185

▼午前3時～5時「肺」の時間

大気のエネルギーをとり入れて深呼吸を

午前3時から5時は、呼吸をコントロールする働きのある「肺」の時間帯です。肺は、生きるために必要なエネルギーである「気」の源を、呼吸を通して大気からつくりだし、全身に気をめぐらせています。ですから、この時間帯に起きて、朝の新鮮な空気をたっぷりと吸い、体中を大気のエネルギーで満たすことが一日の元気につながります。

厳密にこの時間帯に起きるのがむずかしくても、およそ「日の出ごろに起きる」を目安にするといいですね。季節によって起きる時間は自然と変わってくるのが当たり前。夏では朝4時半ごろ、冬は6時ごろが日の出となるので、その時間に起きるとよいでしょう。交感神経のスイッチも入り、目覚めやすくなります。

できれば窓を開けて、大きく深呼吸してください。太陽の光は「陽気」といって、人を元気にするエネルギーに満ちています。曇りの日や雨の日もぜひおこないましょう。

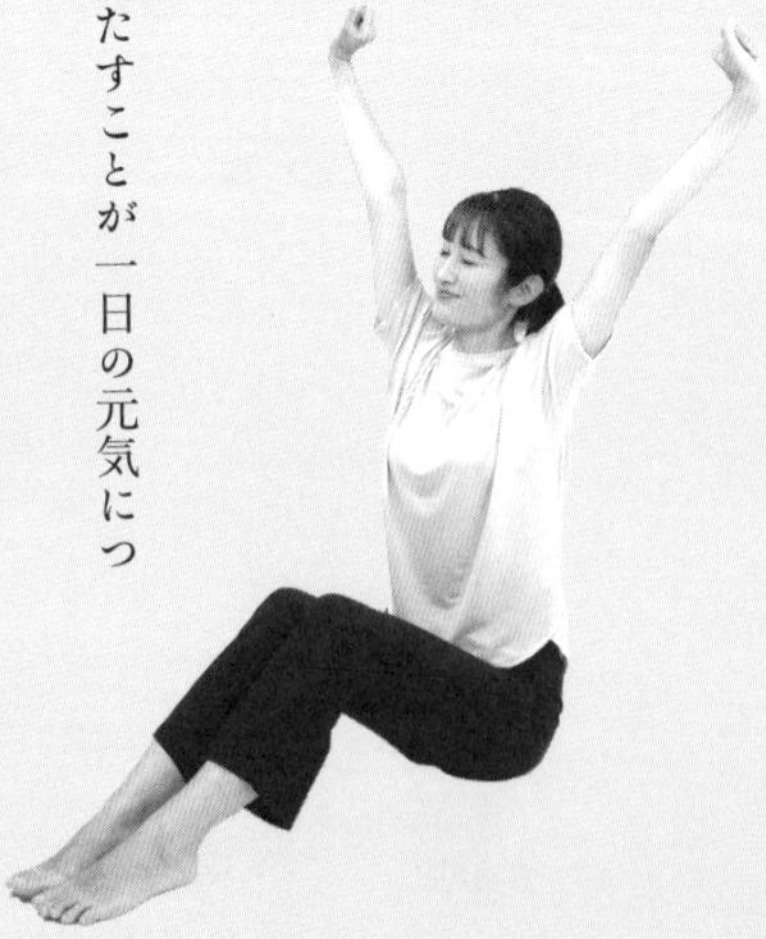

▼午前5時〜7時「大腸」の時間

大腸が活発になる時間帯にトイレタイム

大腸の動きが活発になる朝に排便するのがよいサイクルです。そのためには、前夜だいたい午後6時ごろには夜ごはんを食べるのが理想です。

人の便の中身は8割が水分で、残りの2割のうち1／3が食べたもののカス、1／3がターンオーバーによってはがれた腸粘膜、残り1／3が腸内細菌でできています。腸内をきれいにするには、どこかで空腹の時間をつくらないといけません。午後6時ごろに夕食を食べれば12時間近い空腹の時間がつくれて、その間に粘膜もはがれおち、朝5時〜7時ごろにすっきりと便が出るという仕組みです。

なお、腸内細菌の専門家に聞きましたが、朝に便を出すには立ち上がることが大切だそうです。重力がかかることで腸内を便がおりてくるので、起きてもゴロゴロしたままだと腸は動きません。散歩をしたり、植木にお水をあげたりと立ち上がって動くことが必要なのです。

▼午前7時〜9時「胃」の時間

朝ごはんを食べてエネルギーを生み出す

胃が元気に働いて、消化が活発になる時間帯です。その前の時間帯に便を出しておくことで、ここで口にした食事からしっかりと栄養を消化吸収することができます。

できるだけ温かくて、あっさりした味で、消化によいものを食べましょう。カレーや揚げ物のような重いものは、消化のためにエネルギーを余分にうばわれてしまうので、和食のような軽めのものがおすすめです。また、朝に菓子パンを食べるかたは多いですが、砂糖と油がたっぷり使われているので胃腸への負担が大きく、おすすめできません。

朝食におすすめなのは、おかゆ。中国では、おかゆは胃腸をきれいにする薬膳《やくぜん》のひとつとされ、消化にもよく、体を内側から温めるのにぴったりですよ。電子レンジや炊飯器でも、簡単につくることができます（冷凍で2週間保存可能）。

なお、朝におなかがすいていないのは異常事態だと考えたほうがよいです。前日食べすぎか、遅い時間に食べたか、お酒や水分のとりすぎか、ストレスがかかっているかなど、なんらかの理由が考えられます。朝から空腹を感じられるよう、生活習慣をととのえましょう。

▼午前9時〜11時「脾」の時間

ゆっくり過ごして食べたものを吸収する

胃腸を含む消化器全体の働きをつかさどる「脾」の時間帯です。胃に入った食べものが、脾で吸収されるので、なるべく無理に動かず、体を休めて消化吸収につとめましょう。この時間帯に仕事を始めるかたも多いと思いますので、デスクに座って仕事や勉強にじっくり取り組むなど、頭は使っても体は休めるといいですね。

日本人には、脾と胃が悪い人が多いと言われています。脾と胃に不調があると、この時間帯におしっこの回数が増えたり、やけに眠かったり、だるかったりするので、心当たりのあるかたはなるべく動き回らず、体を休めるようにしてください。

なお、冷たい飲みものや食べものは消化機能にとってよくありません。仕事中のドリンクなどは、温かいものをとるようにしましょう。

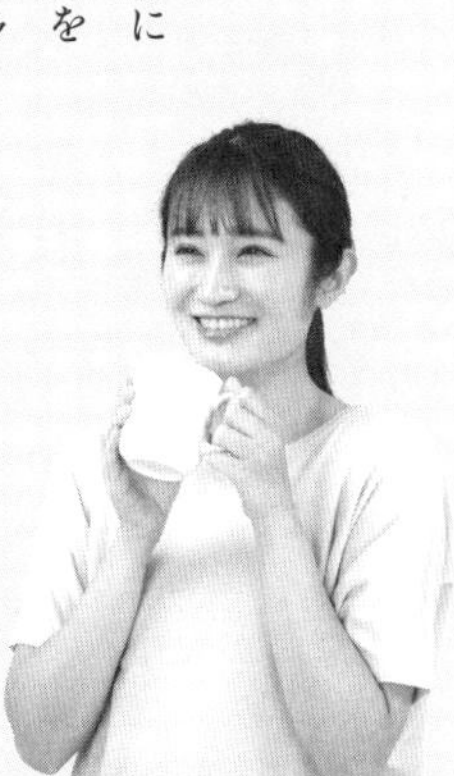

▼午前11時～午後1時「心」の時間

頭がよく働くので、仕事に集中したい時間

血液が全身に送られて、体中の血が満たされるので、心身ともに落ち着きやすい時間です。頭もよく働くので、集中しやすいときでもあります。アイデアを出し合うようなブレストやミーティングにも向いていますね。

いわゆる「お昼寝」の時間ですが、この時間帯に眠くなるかたは、胃腸が弱いせいで眠くなっているかもしれません。または、昼に食べすぎたり早食いしたりしたことで、胃腸に負担がかかっている場合もあります。体調や食生活を見直してみてください。

▼午後1時～3時「小腸」の時間

はげしい運動を避けて、ゆっくり過ごす

小腸は体にとって必要なものと不要なものを分け、必要な栄養を体中に届け、必要のないものを排出するための臓器に送る働きがあります。

この時間は昼食後にあたるので、はげしい運動は避けてください。かといって、まったく

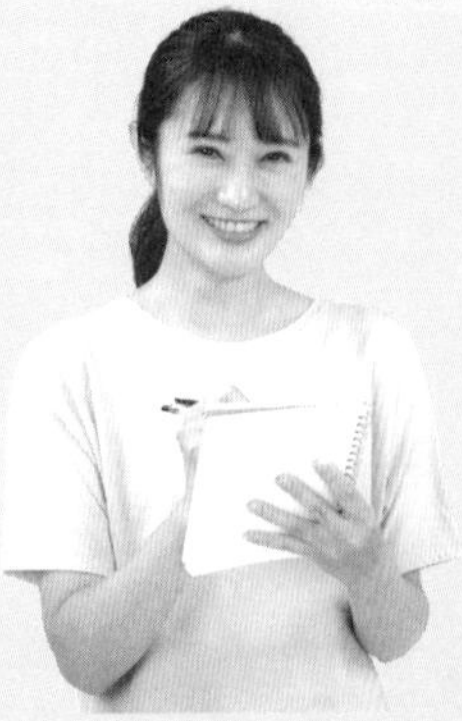

動かないのも考えもの。ゆっくりのペースを心がけて、300歩くらいは歩きたいところです。

▼午後3時〜5時「膀胱《ぼうこう》」の時間

トイレに行って余分なものを排出する

この時間は「気化《きか》」といって、さまざまなものが変化するタイミングです。食べた肉は体にとって必要な血肉へと変わり、不要なものは尿になって排泄《はいせつ》されます。この時間帯はぜひトイレに行きましょう。

健康な人は元気に動けるときですので、ぜひ体を動かしてください。デスクワークなどで座りっぱなしの人は、立ち上がってストレッチを。スポーツで汗を出すのにもいい時間帯ですね。ただし、体に必要なものが足りていないかたは、はげしいスポーツをすると消耗してしまいます。散歩や軽めのウォーキングから始めましょう。

なお、余分なものを体から出すために、最近はやりのサウナを使うかたもいますが、無理やり汗をかくのはかえってよくない場合もあります。気や血の

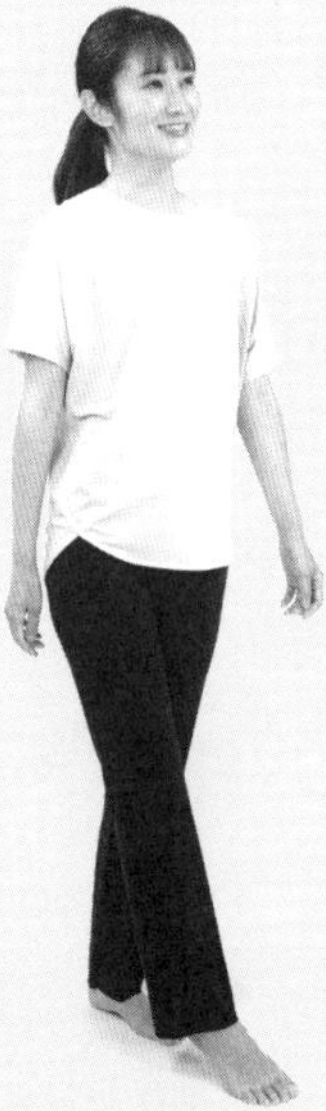

めぐりが悪く、詰まっている人は、体を動かして汗をかくようにしてください。

▼午後5時〜7時「腎」の時間

腎をおぎなう食材でエネルギーをたくわえる

私たちの命の司令塔ともいえる「腎」の時間は、エネルギーをたくわえるためにとくに大切な時間帯です。本書を通して「腎が弱い」と感じたかたは、この時間帯に補腎の漢方薬を飲むことで、より効果が期待できます。また、腎をおぎなうためのツボ押しや鍼《はり》もこの時間におこなうと効果的です。中国では、夕方に時間を指定して鍼を打つ鍼灸師《しんきゅうし》もいるんですよ。疲れて動けなかったり、微熱が出たりと不調が出やすい時間帯でもあるので、調子が悪いかたはなるべく動かないのがベストですが、一般的には仕事が終わって夕食を食べる時間帯ですよね。このタイミングに食事をする場合、なるべく「精」のもとになるものを食べてほしいと思います。というのも、腎のメインの仕事は、精をたくわえること。P・51の補腎食材をぜひ食べて、エネルギーをおぎないましょう。

また、不妊でお悩みのかたは、この時間帯に性交渉をするとよいという話を聞いたことがあります。腎の経絡が開いているので、普段閉ざされているかたも開きやすいときです。

▼午後7時〜9時

心臓に負担をかけず、リラックスして過ごす「心包《しんぽう》」の時間

「心包」は心臓の外側にあるもので、心（心臓）を包んでまもる働きがあります。心臓は血液をはこぶためのポンプであり、精神がやどる場所でもあるので、この時間帯は心臓に負担をかけず、リラックスして休ませましょう。ストレッチをしたり、好きな本を読んだり、15分ほどの半身浴で汗をかいたりするのもいいですね。

▼午後9時〜11時

全身に水が行きわたるよう、ストレッチする「三焦《さんしょう》」の時間

「三焦」とはリンパ管のようなもので、体内の水の通り道です。水分の代謝をコントロールしながら、全身に水分を行きわたらせる働きがあります。

三焦がスムーズに流れるためには、いかにリラックスして心身を休めるかが重要です。眠りにつくま

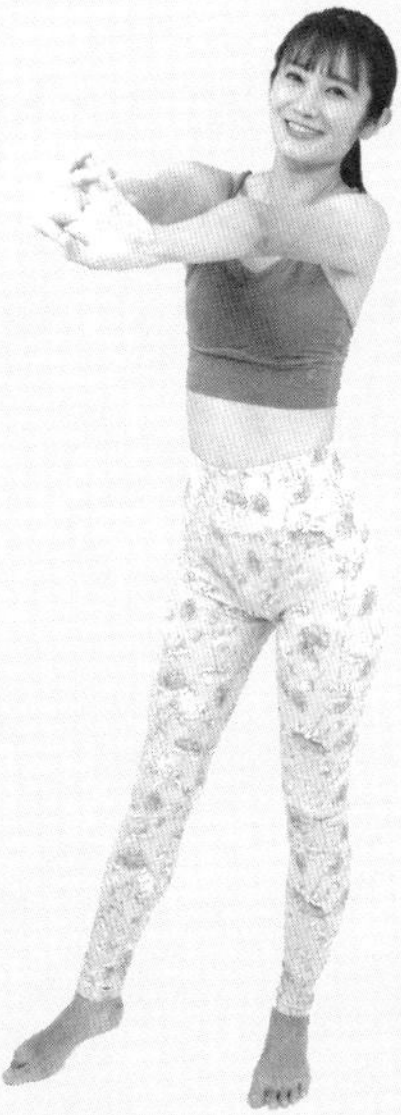

での間、なるべくリラックスして過ごしましょう。体のすみずみまで水が行きわたるよう、ストレッチやマッサージをするのもおすすめです。そのときは痛いほど強く押さず、やさしくなでるようにしてください。

ゆったりと眠りについて、刺激を遮断する

▼午後11時〜午前1時「胆」の時間
▼午前1時〜3時「肝」の時間

「胆」の時間は、消化の仕上げをする時間帯です。この時間帯は忙しく動き回らず、静かに過ごしましょう。そうすれば栄養をやしなうことができ、次の「肝」の時間にしっかり回復できます。

胆は消化の一部をになうほか、物事を判断して決断したり、外からの精神的な刺激（とくに恐れや驚き）に対する抵抗力をやしなったりします。「大胆」や「豪胆」という言葉があるように、胆が弱ると気持ちが落ち着かなくなり、眠れなくなってしまうので、ゆったりと過ごしてください。

「肝」の時間は、自律神経を落ち着かせるための時間帯です。体をリラックスさせる副交

感神経は午前0時に優位になるので、午後11時にはベッドに入っていることが質のよい睡眠には欠かせません。また、肝は目に関係していて、外からの刺激に反応してしまうので、刺激を与えないことが大切。ゆったりと眠って刺激を遮断しましょう。

肝の時間帯は体内のあちこちで成長や修復がおこなわれます。この時間帯に食事をすると、その消化吸収にエネルギーをうばわれてしまうので、食事はこれより前に済ませること。元気で若々しい体をたもつためには、この時間帯に質のよい睡眠をとることが必要なのです。

現代の生活では「子午流注」のタイムテーブル通りに過ごすのは、むずかしいと感じるかもしれません。でも、何千年もの時間をかけて受け継がれてきた考え方を、意識しておいて損はないはず。時間ごとの臓器の働きを知って、少しでよいのでそれにあわせた生活を心がけてみてください。きっと今までより、楽になれるはずです。

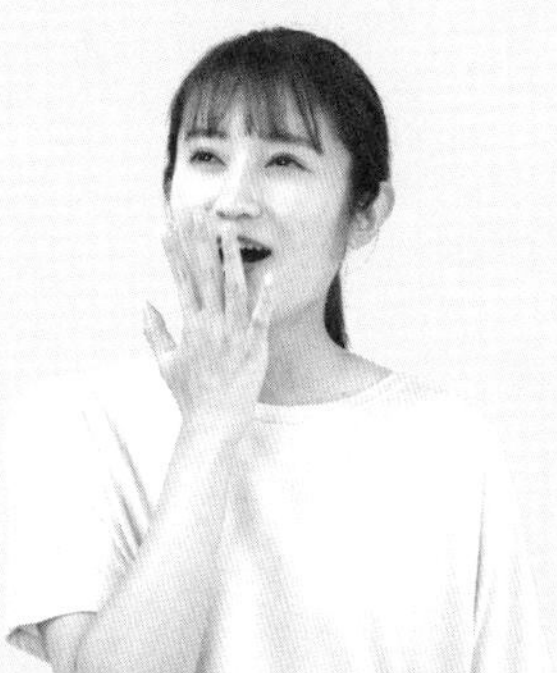

午後11時～午前3時に熟睡していることが理想！

ぐっすり眠って疲れがとれる「よい睡眠」とは

睡眠時間の長さより「何時に寝るか」に注目

「眠りたいのに眠れない」「よく眠ってもスッキリしない」「眠っているのに何度も起きてしまう」「どうしても夜更かししてしまう」など、睡眠にかんするお悩みは尽きません。私たちのところにも、うまく眠れずに相談に来る患者さんがたくさんいらっしゃいます。

そもそも、睡眠とはなんでしょう？　私たちは寝ている間、脳を休ませています。脳は車のエンジンと同じで、動いている間は排気ガスのような有害物質を出していますが、活動中は有害物質の産出が多くて処理しきれません。でも、寝ている間はその機能が低下し、産出量も少なくなるので、起きていたときにたまったゴミがせっせと分解さ

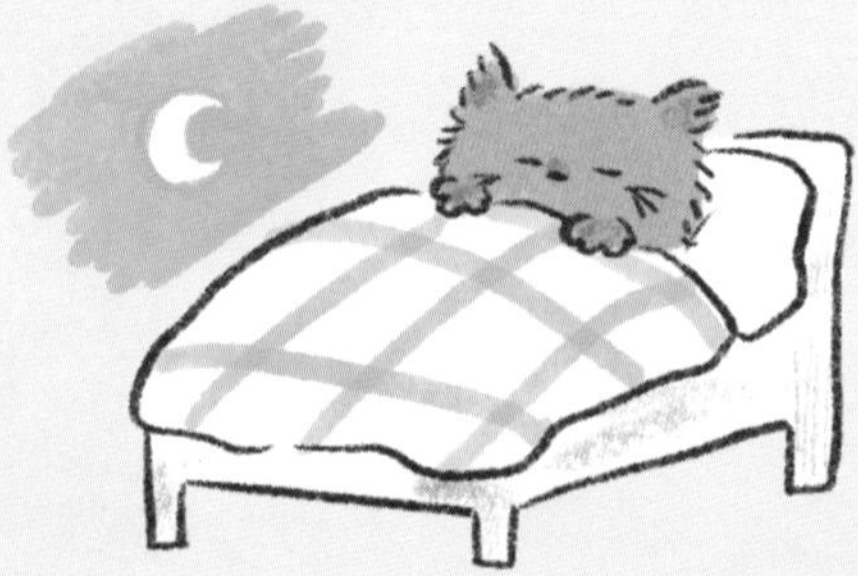

れます。そのため、きちんと寝れば朝は頭がすっきりしますが、寝ないと脳は動きっぱなしで疲労し、余分なゴミもたまるいっぽう。起きてからも重だるさが残ってしまうのです。

人間だけでなく、ネズミも、犬も、猫も、ゾウも、サメも睡眠をとります。ゾウのように、ゆっくりと動いて呼吸の回数が少ない動物は睡眠が短いのですが、ネズミのような活動量の多い動物には長い睡眠が必要になります。つまり、眠ることでエネルギーを節約し、消耗したエネルギーを回復させているわけで、生きるものはすべて睡眠が必要なのです。

では、人間にはどのような睡眠が必要なのでしょうか。現代の医学では「7時間半の睡眠」がよいと言われていますが、東洋医学（中医学）では睡眠時間よりも「何時に寝るか」が大切です。それは「子午流注《しごるちゅう》（P.176）」の考え方によるもので、東洋医学（中医学）では「午後11時〜午前3時の間に熟睡していること」が大切です。

よく「夜中3時に寝ているけれど、朝10時半まで寝ているから7時間半も睡眠がとれている」というかたがいますが、東洋医学では「それよりは、午後11時から午前5時までの6時間睡眠のほうがよい」と考えます。その時間帯に熟睡できていれば、起きたあとのスッキリ度がちがうのです。午後11時には熟睡していたいので、その30分〜1時間前にベッドに入ったほうがよいでしょう。

どういう状態が「スッキリ」かというと、朝にパッと目が覚めて、重だるさがなく、頭がよく働く状態をさします。たとえて言うなら、排便したあとに残っている感じがなく、スッキリしたときの感覚ですね。目覚めたときに過不足がなく、体も心もスッキリできているなら、それは「よい睡眠」。ときどき「途中で何度も起きてしまう」と相談されますが、中途《ちゅうと》覚醒《かくせい》があったとしても、目覚めたときにスッキリしているならば問題ありません。

眠れない原因は、火と水のバランスに問題が

なかなか眠れなくて悩んでいるかたは多いですね。東洋医学（中医学）では、眠れない理由は次の2つにあると考えます。

①体のなかの火が強すぎる
②体のなかの水が少なすぎる

これについて解説する前に、まず陰と陽（P・20）の考え方をおさらいしましょう。私たちの体の中には、活動のエネルギーである火（＝陽）と、鎮静のエネルギーである水（＝陰）があり、互いに等分に働いて、心身のバランスをとっています。起きて活動するときは火のエネルギーが主に働いていますが、睡眠時に切り替わり、眠っている最中は水のエネルギーが主として活動します。

しかし、なかには火が強すぎたり、水が少なすぎたりと、アンバランスになってしまう人もいます。体のなかの火が強すぎると、水がちゃんとあっても火を消せずにいつまでも寝付けませんし、逆に水が少ないと、火のボリュームが正常でも消せず、やはりなかなか眠れません。

私（中神）はいつもこの話を線香花火にたとえて解説しています。

体のなかに線香花火があると考えてください。通常は、起きているときは線香花火がついていて、眠るときは花火にバケツの水をかけて消しているとしましょう。

しかし、眠れない人の場合、線香花火の勢いが強すぎて水をかけても消えないか、逆に花火の勢いは普通なのにバケツの水が足りなくて消せない状態なのです。

火が強すぎるかたは、眠る前にイライラや憂うつ感、体のほてりなどを感じて寝つけないことが多いです。また、不安や悩みが頭のなかをぐるぐるめぐり、止まらなくなることもあります。そのタイプのかたは体の熱をしずめる食材（P・72）を食べるほか、

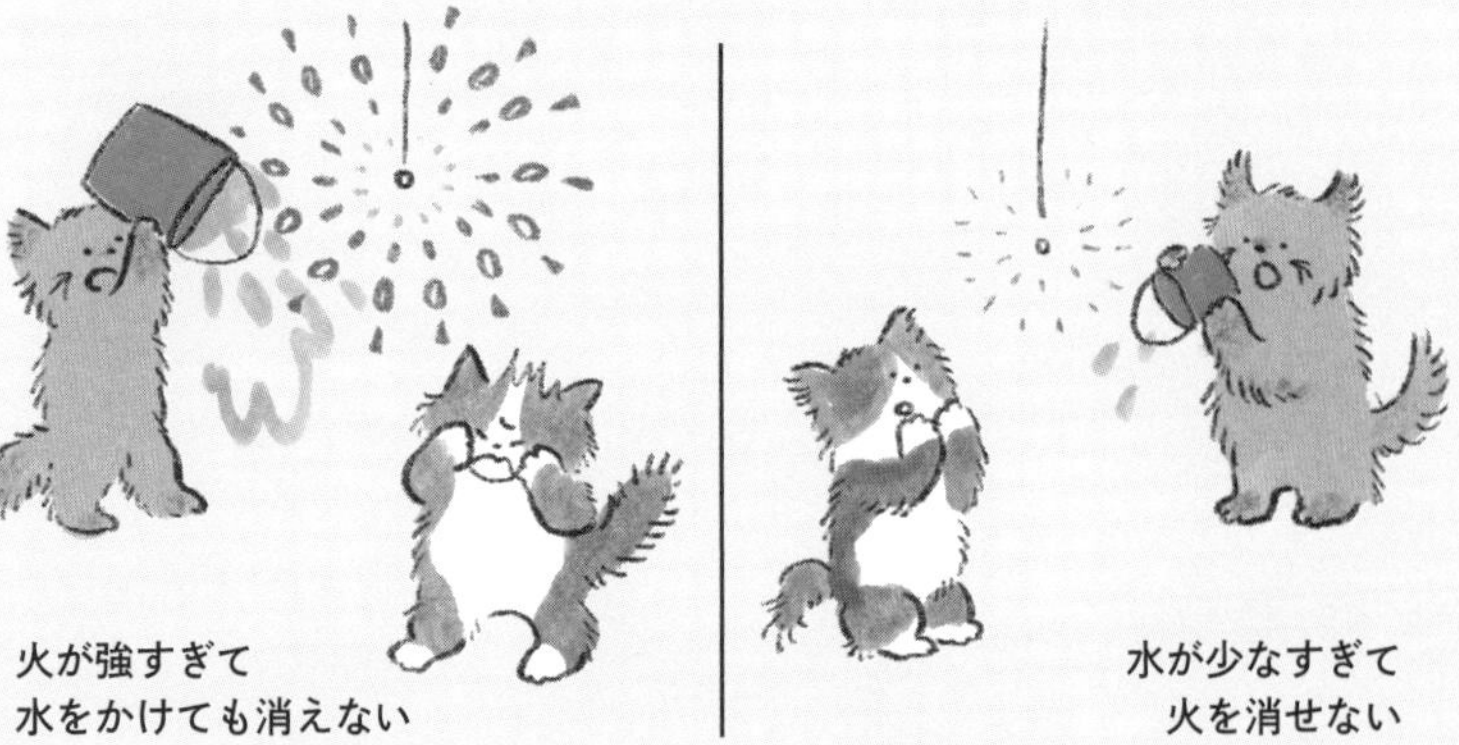

水が少なすぎて
火を消せない

火が強すぎて
水をかけても消えない

辛いものや脂っこいものを避けましょう。寝る前にスマホを見ないことも大切です。

水が少ないかたは、イライラや手足のほてり、のどのかわきを感じやすいほか、午後から微熱が出るかたも多いです。疲れのせいで頭がぼーっとして眠りにくく、中途覚醒しがち。しかも、音が聞こえるなどで、中途覚醒する自分に気づいてしまいます。舌の色が赤く、苔《こけ》が少なくてひび割れているのも特徴です。辛いものを避け、発汗を避けましょう。また、体のうるおいをおぎなう食材（P・72）を食べるのもおすすめです。

寝たいのに眠れないときは生活の見直しを

東洋医学（中医学）の教科書には「眠れない理由」の代表的なものが掲載されています。

①脂っこいものや甘いものなどを食べすぎているか、逆に食べなすぎて必要なものが足りていないとき。眠る直前の飲食もNG。
②過度に喜んだり、怒ったり、悲しんだりと、情緒が不安定な状態にあるとき。
③働きすぎているとき。または、ずっとゴロゴロしているなど、休みすぎているとき。
④病気などによって、体が弱っているとき。

また、「眠れない」と言うかたの多くが、そもそも「眠い」と思ったときに我慢してしまうという問題があります。私（櫻井）もよくあるので気持ちはわかるのですが、たとえば夜9時ごろに眠くなっても、まだやることが残っていたり、寝るのが惜しいと感じて我慢したりしてしまい、いざ寝ようと思っても眠れないという悪循環におちいりがちです。一度リセットするつもりで早く寝て、早く起きるサイクルに立て直してみてください。

とはいえ「今までより早く眠るなんて無理」というかたも多いはず。その場合は、自律神経をととのえましょう。日中の活動では交感神経が優位になっていますが、副交感神経が優位になるように切り替えることで、体は休息モードに入ることができます。そのためには、いくつかコツが必要です。

・夕食後、部屋の電気を間接照明にして暗くすること
・眠る直前に食べないこと（眠る3時間前までに食事を終えること）
・眠る前の「寝酒」はしないこと
・眠る直前にスマホやパソコンやテレビなどの明るい画面を見ないこと
・眠る前にせかせか、イライラしないこと（そうなる要因を避けること）
・夜9時までに、ぬるめのお風呂《ふろ》に15～20分つかること（P・201参照）

これらの工夫で副交感神経のスイッチがオンになり、ゆったりとした気持ちで心地よい睡眠に入っていけるでしょう。

「途中で起きてしまう」「寝すぎてしまう」お悩みには

単純に「眠れない」以外にも、睡眠についてはさまざまなお悩みが寄せられます。なかでも多いのが「中途覚醒《ちゅうとかくせい》」と「過眠《かみん》」についてです。

【中途覚醒】

寝ている途中で何度も目が覚めてしまうことを「中途覚醒」といいます。原因として多いのは、食べすぎ、過度なストレス、辛いものの食べすぎ、暑さによって熱がこもったせい、エネルギー不足などがあげられます。

起きてしまったときは、いったん頭をクールダウンさせましょう。腹式呼吸で息を吸い、4秒かけて息を吐くことを続けてみてください。マインドフルネス（「今ここ」に意識を向ける瞑想法《めいそう》）も効果的です。神門《しんもん》（P・171）のツボもおすすめですよ。

また、胃腸が弱っていてエネルギー不足の可能性もあります。菓子パンなどの甘いものやお酒が好きなかたに多いので、それらを避けて、精神安定に効果的な食材をとりましょう。

〈精神安定に効果的な食材リスト〉

小麦、山芋、黒砂糖、はちみつ、ハスの実、ゆり根、ナツメ、リュウガン（ドラゴンアイ）、牡蠣《かき》、ハツ、卵、うずらの卵、ごま油

【過 眠】

日中も眠くてたまらない人や、何時間寝ても疲れがとれない人、さらにどんなに呼び起こしても起きない人などが過眠に当てはまります。どこにいても、何をしていても急に寝てしまうような極端な過眠は、ナルコレプシーという睡眠障害のこともあります。

原因としては、体のなかに「陰」が増えすぎたことが考えられます。さきほど解説した「火」と「水」で、水が多すぎるパターンですね（P・191）。水の飲みすぎ、冷たいもののとりすぎ、生ものの食べすぎ、居住地の湿気が多いなどがあげられます。

この場合は、火、つまり「陽」をおぎなう食材をとり入れましょう。なた豆、粟《あわ》、くるみ、にら、えび、なまこ、鹿肉、羊肉は補陽薬として知られています。陽を増やすのと同時に、冷たいもの、過剰な水分、生もの、甘いもの、脂っこいものは避けるようにしましょう。

また、豊隆《ほうりゅう》（P・89）や陰陵泉《いんりょうせん》（P・89）、足三里《あしさんり》（P・67）は、水ハケをよくするツボです。陰が強いときは体が冷えていることが多いので、お灸《きゅう》をするのもおすすめです。

寝ている間に見る「夢」の意味とは

いやな夢を見て、汗をかいて起きた経験のある人は多いでしょう。東洋医学（中医学）では、悪夢は熱がこもっている状態と考えられています。よく「ストレスのせいで悪夢を見た」というかたがいますが、それはストレスを受けると胃腸機能が低下するから。胃腸で処理されなかった飲食物は「痰湿《たんしつ》」（P・132）となり、停滞して「痰湿熱」を引き起こします。それが悪夢をつくり出すとされています。

悪夢をよく見るかたは痰湿がたまらないよう、とくに甘いものや辛いもの、脂っこいもの、お酒などは避けましょう。また、湿度の高い場所で寝ているときや、陽の気が強い昼間に寝ているときは悪夢を見やすいです。

ちなみに、東洋医学（中医学）にある「黄帝内経《こうていだいけい》」という古い文献には、陰陽や子午流注と関連して、夢について次のように書かれています。

・陽の気が盛んなときは大火に出会って焼かれる夢を見る

・陰の気が盛んなときは大河を徒歩で渡って恐れおののく夢を見る
・陰陽の気がともに盛んなときは、互いに殺し合う夢を見る
・肺に邪があると、飛び上がったり、金属製の奇怪なものの夢を見る
・心に邪があると、山の火煙の夢を見る
・脾に邪があると、丘や沢や破れ家にいて、風雨にあう夢を見る
・肝に邪があると、山林の樹木の夢を見る
・腎に邪があると、深淵《しんえん》を覗《のぞ》きこんだり、水中に沈んだりする夢を見る
・膀胱に邪があると、旅行する夢を見る
・胃に邪があると、飲食してる夢を見る
・大腸に邪があると田野を夢に見る
・小腸に邪があると都会の市街の夢を見る
・胆に邪があると人と争ってけがをする夢を見る
・生殖器に邪があると房事（性交渉）の夢を見る

実際に私たちが臨床で使うことはあまりないのですが、ちょっと面白いですよね。心当たりのあるかたは、該当するところを気にしてみてください。

「今」に意識を向けることでポジティブ思考に！

散歩しながらできるマインドフルネスのすすめ

東洋医学（中医学）でも西洋医学でも、体にもストレス発散にもよいとされるのが「散歩」です。本書の養生でも「歩くこと」はひんぱんにおすすめしています。ぼんやり歩くだけでもよいですが、心にもよい散歩の方法がありますので紹介しましょう。

マインドフルネスという「今、ここ」に意識をもどすための瞑想法があります。瞑想と聞くと「むずかしそう」「ちょっと怖い」と感じるかたもいるかもしれませんが、これは「今この瞬間」に意識を向けることで、気分をすっきりさせるための方法です。

私たちは普段、過去や未来のことを考え続けています。試しに1分間、

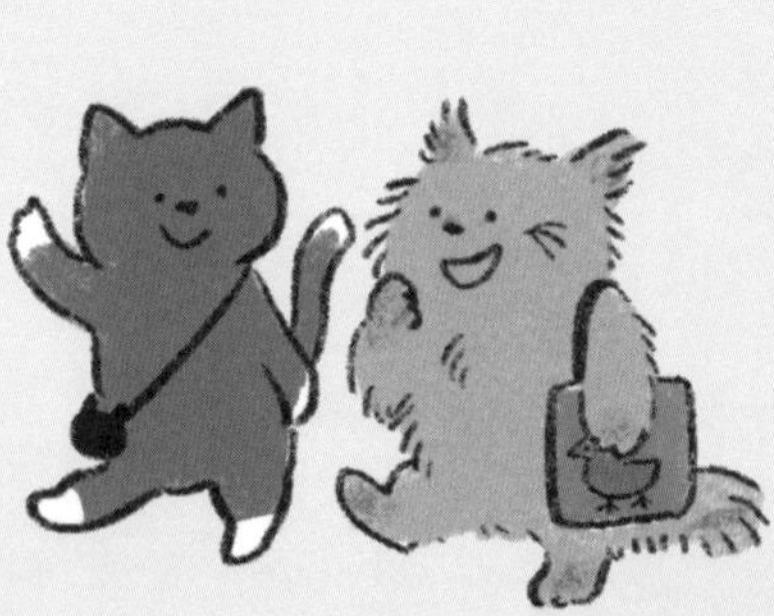

ぼんやりと座ってみてください。頭のなかには「今夜のごはんどうしよう」「明日の締め切り、間に合うかな」「昨日なんであんなこと言っちゃったんだろう」など、過去や未来のことが次々と浮かぶはずです。

その多くが不安に基づくもので、私たちはリスクを避けるために先のことを思い悩んだり、過去の失敗を思い返したりしています。そうすると、次第に「今」に向ける注意力が散漫になって、過去や未来に対するネガティブな感情に支配されてしまうのです。

そこで役に立つのが、マインドフルネスです。それは「今」に対する注意力をきたえ、集中力を高めるためのトレーニングといえるでしょう。

基本のやり方は、姿勢を正して軽く目を閉じて座り、頭をからっぽにします。次々と過去や未来に対する雑念が浮かんできますが、それに対して「考えてはいけない」「考えないようにしよう」などと思わず、ただやりすごして「今この瞬間」に集中します。心がざわついていたり、ネガティブ思考におちいったりしたときにこの方法をおこなう癖をつけると、不安にとらわれることが減り、今やるべきことに集中できるようになるので、結果的にポジティブで幸せな気持ちが続きやすくなるのです。

とはいえ、頭に次々と浮かぶ雑念をやりすごすのは、むずかしいものです。「何も考えないようにしよう」と思っても、考えてしまうのが当たり前。そこで役に立つのが散歩です。

歩くとき、足の裏を意識してみましょう。あなたはどのようにかかとから足をつき、足裏を通り、つま先を離していますか？　骨や筋肉はどんなふうに動いているのでしょうか？　また、近くや遠くにはどんなものが見え、どんな音が聞こえて、どんなにおいがしますか？　しっかり眼球を動かし、鼻を動かし、耳をそばだててください。五感をフルに働かせて「感じて」みましょう。自然の多いところだと五感が働きやすいのでおすすめです。

なお、私（中神）は疲れているときに散歩に出るのですが、足を出すたびに小さな声で「右、左、右……」とくりかえすようにしています。それだけでも十分にマインドフルネス効果が得られて、スッキリします。

夏であれば足裏を感じるために、ビーチサンダルで歩くといいですね。公園や砂浜など、はだしで歩けるところがあれば、ぜひ靴を脱いでみてください。少し歩きにくいところをはだしで歩くと無心になれて、歩くことに集中できますよ。

体温が下がりはじめたときが眠りどき！

心地よい睡眠を導く「入浴」のコツ

私たちの体は体温が下がりはじめると自然と眠気が生じ、スムーズに眠りにつけるようにできています。そのため、就寝する1時間半ほど前にお風呂に入り、体を温めておくことで、眠りやすい体をつくることができるのです。

おすすめは38～40℃くらいのぬるめのお湯に15～20分つかること。長風呂すると体力がうばわれて疲労が増すので、ほどほどで切りあげるようにしましょう。好きな香りの入浴剤を入れるのもリラックス効果が高まりますよ。

お湯をはるのが面倒というかたは、足湯でもＯＫ！　大きめの洗面器にお湯をはってくるぶしくらいまでつかるか、バスタブに栓をしてシャワーをしながらお湯をためると足湯効果があります。ただし、すべらないように注意してくださいね。

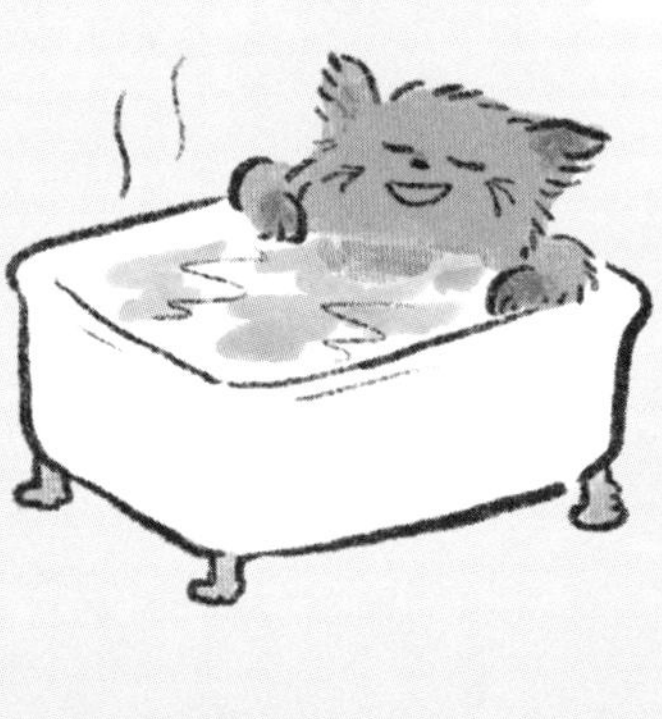

自分の体が冷えている自覚がないかたは意外と多いです。ぬるめのお湯なのに、つかったときに「熱い！」と驚くこともあるでしょう。季節を問わず、冷えを実感するためにも、入浴の習慣をつけるのはよいことだと思います。

ただし、例外もあります。以前、私（中神）のところに「長く海外に住んでいたのだけれど、日本にもどってからなぜか体調が悪い」と相談に来た患者さんがいました。いろいろと原因を探っていったところ、体内に「水」が多くたまったせいで、だるくなっていることがわかりました。

実は日本のくらしは、思った以上に水が多いのです。高温多湿の気候で、さらに和食は味噌汁やごはん（水で炊き上げる）、煮物など、水分の多い料理がたくさんあります。それまで水の少ない生活を送っていたかたが急に日本に来ると、体に水分が多くたまってしまうこともあるのです。

その場合は入浴が逆効果になることもありますので、入浴が体に合わないと思ったら、無理をしないことも大切です。

食べすぎて太るタイプと食べなくても痩《や》せないタイプ

ダイエットに必要な見分け方と考え方

ダイエットしても痩せない人には2タイプある

痩せたくても痩せなくて、年中ダイエットをしているかたは多いですよね。東洋医学（中医学）では、ダイエットが必要な人には「不要なものがたまっているタイプ」と「必要なものが足りないタイプ」の2パターンがあると考えています。

1 不要なものがたまっている

このタイプは食べすぎによって、痰湿《たんしつ》（P・132）がたまったことによる肥満です。舌の苔が、本来の舌の色が見えないほどべったりと厚くついているのが特徴です。

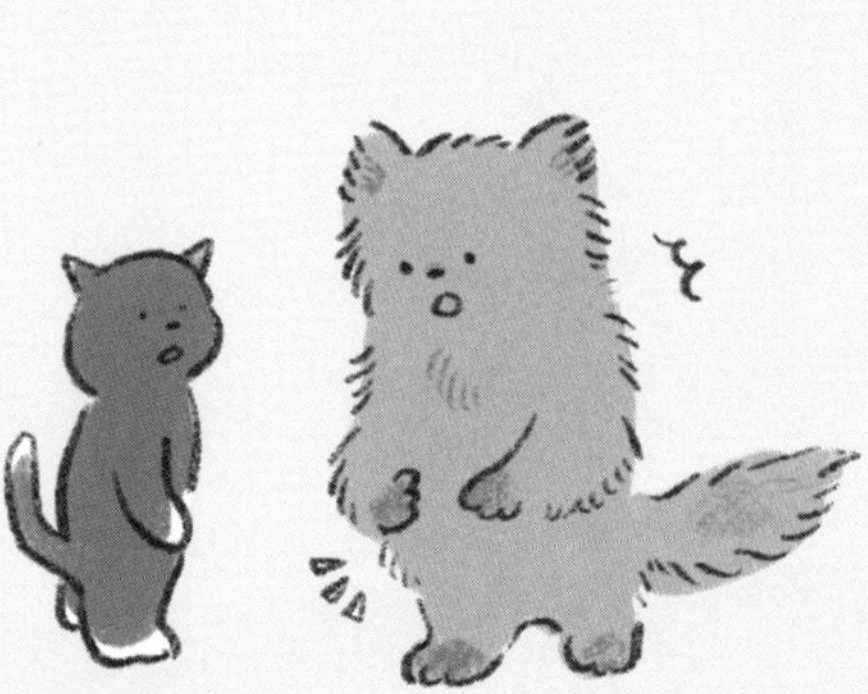

海藻には不要なものを排出する力があるので、海苔《のり》やわかめを積極的に食べましょう。ほかにも、こんにゃく、里芋、わらび粉、豆乳、湯葉、大豆製品、落花生、春菊、大根、高菜、たけのこ、梨、ゆず、洋ナシ、エリンギ、くらげ、あさり、はまぐり、プーアル茶なども。また、痰湿の人は運動をすれば不要なものが出て、痩せやすいです。運動の習慣もとり入れましょう。

2 必要なものが足りない

このタイプは「気虚《ききょ》」による肥満です。ダイエットに意識がいきすぎて食事量が足りず、エネルギー不足になったせいで筋力とともに基礎代謝も落ちて、体脂肪が燃焼されません。また、食べたものを分解・消化してエネルギーに変える力も落ちているので、太りやすいです。舌の色が淡く、ぶよぶよとふくらんでいるのが特徴です。

きちんとごはんと味噌汁を食べ、早く眠るのが基本です。このタイプは運動をしても、そもそもエネルギー不足で疲れやすいので効果がありません。まずは食事と睡眠の生活習慣をととのえることから始めてください。それができたら、ウォーキングやストレッチなどの軽い運動から始めましょう。

いも、米、豆類（そら豆、大豆、豆腐）、しいたけ、いか、えび、牛肉、鶏肉《とり》、豚肉、卵などの気をおぎなう食材もとり入れましょう。

それから、生理前だけ太ってしまうかたは、ホルモンバランスの影響で自律神経が乱れて、過食している場合があります。まずは自律神経をととのえる生活を心がけてください。深呼吸をする、睡眠リズムをまもる、食事のリズムをまもる（ただし無理には食べない）、寒暖差に備えるなどの行動が、自律神経をととのえるのに役に立ちます。

または、生理を起こすためのエネルギー不足の可能性もあります。はちみつドリンクのような、自然な甘みのあるものを少しとり入れるだけで、生理前の過食が楽になる場合もありますよ。

ダイエットと心の問題は密接に結びついている

実は私（中神）は、ただ体重を落とすだけのようなダイエットの漢方相談はお断りしています。私たちの仕事は人を健康にすることですが、痩せることだけが目的になると不健康になってしまうかたが多いのです。

時々「ダイエット漢方」なんて言葉を目にします。特定の漢方薬で食欲を落としたり、下剤で排出させたりしているようですが不健康きわまりなく、人々の健康を願う私たちからすれば「馬鹿を言うな」という話です。

人の体は自然とバランスを取ろうとするので、太りすぎている場合、健康になれば自然と痩せていきます。逆に痩せすぎている人がもっと痩せようとすると、体は命を守るためにそれを拒否するので、痩せにくくなります。

でも、ダイエットをするかたがめざしてしまうのが、いわゆるモデル体形です。「スリムな体になるにはBMI18以下がよい」などという妄言がまかり通っていますが、普通の人がそれをめざすとほぼ栄養失調になります。「モデルさんのように細くなりたい」と思うのかもしれませんが、スーパーモデルのような体形の人はそもそも多くなく、全人口の数%でしょう。しかも、それらのかたがたが健康であるかどうかも疑問です。いくら痩せても不健康で、日々不調を感じているならば、本末転倒でしょう。

人にはそれぞれ、適正体重があります。古い文献に目を通すと、体重計がなかった時代、人は肋骨《ろっこつ》の状態で判断していました。肋骨が浮き出ていたら痩せすぎで、肋骨に肉がたっぷりついていたら太りすぎとなります。人の体形を判断するのは、そのくらいでよいのではと思います。

すでに十分に痩せているのに「なんとしても痩せなくては」と痩せ願望にとりつかれ、適正量を食べられなくなってしまった場合、メンタルのケアが必要になることもあります。「痩せている自分でないと人から認めてもらえない、自分でも存在価値を認められない」と感じたとしたら、それは自尊心の問題と結びついているでしょう。心のケアから始めることが大切かもしれません。

それから、私（櫻井）が漢方相談をしていて感じるのは、数値に振り回されないでほしいということ。数字はあくまで目安で、本来の美しさは健康あってこそでしょう。

そして、健康に暮らすためには「よい体形」であることが大切です。よい体形とは、痩せているでも太っているでもない、その人にとってちょうどいい体重のことです。体に必要なものを食べ、ストレスをできるだけ避け、しっかりと眠れば、体は自然と適正体重になっていきます。

元気で、食欲があり、便がちゃんと出て、きちんと眠れる。それでよい体形をたもてるように、この本を読んでぜひ養生なさってください。

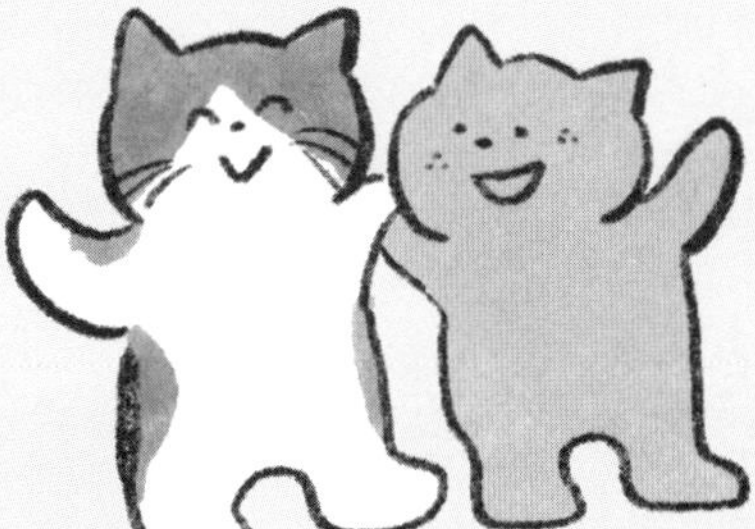

櫻井大典（さくらい だいすけ）
国際中医専門員。年間 5,000 件以上の相談をこなす漢方専門家。アメリカ・カリフォルニア州立大学で心理学や代替医療を学び、帰国後、イスクラ中医薬研修塾で中医学を学ぶ。中国・首都医科大学附属北京中医医院や雲南省中医医院での研修を修了し、国際中医専門員A級資格取得。日本中医薬研究会に所属し、同志と共に定期的に漢方セミナーを開催。中医学の振興に努めている。SNS にて日々発信される優しくわかりやすい養生情報は、これまでの漢方のイメージを払拭し、老若男女を問わず新たな漢方ユーザーを増やしている。主な著書に『病気にならない食う寝る養生』（Gakken）、『ミドリ薬品漢方堂のまいにち漢方』（ナツメ社）、『二十四節気の暦使い暮らし』（ワニブックス）などがある。

中神洋和（なかがみ ひろかず）
1986 年愛知県生まれ。東海整体専門医学院推拿整体本科、中和医療専門学校専科で中医学、鍼灸、整体の知識を学び、その後 10 年間の臨床経験を経てイスクラ中医薬研修塾で中成薬について学ぶ。北京三芝堂診療所、国立中国中医研究院培訓中心で指定の課程を修了。鍼灸師、国際中医専門員A級資格取得。日本中医薬研究会に所属。

自律神経《じりつしんけい》もととのう　漢方《かんぽう》ツボ押《お》し大全《たいぜん》

2024 年 4 月 2 日　初版発行

著者／櫻《さくら》井《い》大典《だいすけ》　中神洋和《なかがみひろかず》

発行者／山下直久

発行／株式会社 KADOKAWA
〒102-8177　東京都千代田区富士見 2-13-3
電話 0570-002-301（ナビダイヤル）

印刷・製本／図書印刷株式会社

ISBN978-4-04-111596-1　C0077